80% DE TU SOBREPESO ESTÁ EN TU MENTE

Jaime Fonte

80% DE TU SOBREPESO ESTÁ EN TU MENTE

URANO

Argentina – Chile – Colombia – España
Estados Unidos – México – Perú – Uruguay

© 2018 *by* Ediciones Urano, S.A.U.
Plaza de los Reyes Magos 8, piso 1.º C y D – 28007 Madrid
Ediciones Urano México, S.A. de C.V.
Ave. Insurgentes Sur 1722, 3er piso. Col. Florida
Ciudad de México, 01030. México
www.edicionesuranomexico.com

ISBN: 978-607-748-138-6
E-ISBN: 978-607-748-137-9

Fotocomposición: Ediciones Urano, S.A.U.

Impreso por: Impresos Vacha, S.A. de C.V.
José María Bustillos No. 59. Col. Algarín.
Ciudad de México, 06880. México.

Impreso en México – *Printed in Mexico*

Con todo mi amor a mi esposa Vero
y a mis dos hijos Jaime y Javi.
Gracias eternas por ser mi apoyo y mi dicha.
Siempre estaré orgulloso de ustedes.

Índice

Introducción

Si estás leyendo este libro, es porque —probablemente— ya hiciste «la dieta mágica» que te recomendó tu mejor amiga o «la dieta de la luna» o la de los carbohidratos o la de las grasas o aquella otra que prometía hacerte bajar 20 kilos en dos meses, y sí, bajaste de peso, pero lo recuperaste más rápido que el tiempo que te tomó decidir leer este libro.

Es probable también que ya hayas tratado de hacer ejercicio varias veces en tu vida para quemar esas calorías de más y bajar de peso; quizá y hasta compraste ese milagroso aparato que te prometía un *abdomen plano con tan solo 20 minutos diarios,* pero aún prefieres ponerte un traje de baño completo que un bikini.

De seguro has encontrado en internet muchas «dietas mágicas» o ese plan para bajar de peso con el menor esfuerzo posible o has intentado dejar de comer *los 20 alimentos que deberías de eliminar de tu dieta, si quieres tener un abdomen plano.*

Y, aun así, vives constantemente queriendo bajar de peso y sufriendo por lo que te comes o lo que dejas de comer.

Déjame preguntarte algo: ¿Lograste bajar de peso después de las dietas solo para recuperarlo al cabo de un tiempo? ¿Te sirvió de algo haberte «matado de hambre» por tres meses? ¿Cuántos kilos bajaste con el ejercicio?

Tú, como miles de personas en el mundo, han estado queriendo bajar de peso, usando la receta equivocada, tratando de lograrlo solamente con dietas y ejercicio.

Ahora te pregunto: ¿Quieres bajar de peso sin tener que vivir toda tu vida haciendo dieta? ¿Quieres tener la posibilidad de escoger hacer ejercicio por salud, en lugar de estar obligado a hacerlo para perder peso? ¿Quieres sentirte bien cuando te veas en el espejo? ¿Quieres ser feliz?

Si contestaste que sí, ¡felicidades! En principio ya tienes el deseo de mejorar tu vida y este libro te ayudará a que logres esto y muchas cosas más que ni siquiera imaginaste cuando lo tomaste entre tus manos. De hecho, te invito a que cuando lo termines, regreses a esta página y contestes de nuevo estas preguntas y verás cómo, lo que hasta ahora te parecía imposible, formará parte de tu ser y de aquella maravillosa persona que mereces llegar a ser.

Pero, ¿sabes por qué has hecho dietas y ejercicio y no has bajado de peso o lo has vuelto a ganar? La respuesta es más sencilla de lo que crees. **Las claves más importantes para bajar de peso son las emociones y la mente, punto.**

Las recomendaciones básicas para bajar el sobrepeso son constantemente las mismas: reducir el consumo de grasas y de azúcares, comer frutas y verduras, eliminar el consumo de calorías vacías como refrescos, dulces, panes dulces, etcétera. En pocas palabras: comer sano y hacer ejercicio.

En teoría, y solo en teoría, estas medidas son las adecuadas para bajar de peso; en la realidad las personas con sobrepeso sufren mucho para seguir estas medidas y poder bajar de peso, muchas de las que consiguen perderlo, lo recuperan al poco tiempo.

También existen otros métodos para bajar de peso que incluyen procedimientos quirúrgicos, tanto estéticos como gastrointestinales, aunque estos suelen ser efectivos para algunos, sucede lo mismo que con los demás: al cabo de un tiempo, muchas de las personas vuelven a recuperar el peso que habían perdido.

Querer bajar de peso solamente con ejercicio y dieta es como ir manejando con el freno puesto. El esfuerzo es enorme para lo poco que avanzas. Hay algo que se ha estado interponiendo para que bajes de peso: tu mente. Principalmente, tus emociones. Esto no es solamente una teoría del pensamiento positivo, esto se basa en la ciencia y en la neurociencia.

Los últimos estudios nos muestran que los pensamientos, las emociones y la mente, tienen un efecto directo sobre la comida que consumimos, el modo como la asimilamos y la dificultad para bajar de peso. Las emociones tienen un efecto aun mayor que la comida que consumes y el ejercicio que hagas.

He aquí algunas de las conclusiones de los estudios que se han llevado a cabo en las últimas décadas:

✴ Las emociones tienen un efecto químico y hormonal en el cuerpo, cambiando la fisiología del mismo, dependiendo de la emoción que sientas. Emociones como el enojo, la frustración, el estrés, la ansiedad, el rencor y el miedo, provocan que la sangre se distribuya principalmente en las extremidades y, por consecuencia, que el aparato digestivo no funcione adecuadamente.

✴ El sistema inmunológico también reduce su actividad.

✳ Si constantemente tienes emociones nocivas como el miedo o la angustia porque no bajas de peso, tu sistema digestivo no hará sus funciones correctamente y no bajarás de peso, aunque comas lechuga y ensaladas.

✳ Tus pensamientos determinan tu vida. En otras palabras: donde pones tu atención pones tu energía. Si constantemente pones tu atención en los pensamientos relacionados con lo difícil que es para ti bajar de peso o en lo poco que te gusta tu cuerpo o en la comida que no deberías de comer, entonces toda tu energía se enfocará en los problemas y no en la solución. Además, este enfoque genera emociones y efectos negativos en tu cuerpo.

✳ Las personas a las que les cuesta trabajo hacer ejercicio, generan emociones de ansiedad y estrés, por lo que caen en un círculo vicioso emocional que les hace más difícil comenzar o seguir un programa de ejercicio.

✳ Nuestra percepción determina cómo vemos al mundo, por lo que, si podemos cambiarla, cambiaremos nuestra vida y nuestra salud (incluyendo tener un peso óptimo). Los antojos son una de las causas más importantes para que la gente suba de peso y el factor más grande para que no puedan bajar.

Estos y más estudios han demostrado que la alimentación y el ejercicio no son los únicos factores que determinan el sobrepeso; de hecho, por mucho, no son los más importantes. Las emociones nocivas tienen un impacto mucho más grande en tu cuerpo que la comida que consumes y el ejercicio que haces o dejas de hacer.

Décadas de información equivocada, tanto en programas de televisión, películas, redes sociales y comentarios «bien intencionados» de tus amigos, te han llevado a pensar que el ejercicio y la dieta son las únicas soluciones para bajar de peso. Las estadísticas muestran lo contrario. El sobrepeso se ha venido incrementando conforme pasan los años, aun cuando las personas que hacen ejercicio han aumentado en comparación con décadas pasadas. Si las matemáticas fueran exactas para bajar de peso (no lo son y lo demostraremos posteriormente), esto significaría que entre más personas se ejerciten, existiría menos gente con sobrepeso, pero las estadísticas muestran lo contrario. El sobrepeso ha subido casi proporcionalmente a la cantidad de personas que ahora hacen ejercicio.

Según los estudios de la Organización Mundial de la Salud (OMS), desde 1975, la obesidad se ha casi triplicado en todo el mundo. En 2016, más de 1.900 millones de adultos tenían sobrepeso, de los cuales, más de 600 millones eran obesos. Si lo vemos en porcentaje, el 39% de las personas adultas tenían sobrepeso y el 13% eran obesas.

En esta última década, el país con mayor índice de sobrepeso en el mundo es Estados Unidos con un 33,8% en su población; en segundo lugar se encuentra México con el 30% de sobrepeso en su población. México, además, es el cuarto lugar a nivel mundial en obesidad infantil.

Con esto no quiero decir, de ninguna manera, que el ejercicio no sea parte importante de la ecuación para mantenernos sanos y tener nuestro peso ideal. Tampoco quiero decir que no importa lo que comas, que puedes devorarte un pastel entero y no subir de peso. Lo que quiero decir es que puedes hacer la mejor dieta del mundo, ejercitarte diariamente, pero si constantemente vives en emociones como el estrés, la ansiedad, el miedo y la inseguridad, entonces no bajarás de peso y las posibilidades no estarán a tu favor.

Quiero que recuerdes a alguna amiga, amigo o familiar que come de todo, todo el tiempo, no hace nada de ejercicio, pero jamás ha tenido sobrepeso en su vida. Seguro conoces a alguien así. También es posible que tengas las creencias —o la envidia— de que tu amiga no sube de peso porque tiene un «metabolismo acelerado», que si tú te comieras lo que ella se come, pesarías 100 kilos. Parte del mito del metabolismo acelerado puede ser cierto; algunos funcionan más rápido que otros y pueden quemar más calorías que los demás. Lo que no es cierto es que tú jamás podrás llegar a tener un metabolismo similar porque no naciste con él o que esta persona no engordará nunca.

Ambas premisas son falsas. De hecho, está comprobado que sí es posible acelerar tu metabolismo. También ha sucedido que personas con metabolismo acelerado, por distintas circunstancias, cambian a un metabolismo lento. La principal causa de que el metabolismo se haga lento y, por ende, llegue el sobrepeso, son las emociones nocivas o, mejor dicho, la acumulación prolongada de emociones estresantes o nocivas.

Las emociones estresantes tienen la función de ayudarnos a sobrevivir en alguna situación de peligro, principalmente de situaciones externas. Si tomamos en cuenta que el cuerpo humano fue diseñado, por decirlo de alguna manera, para sobrevivir hace miles de años, cuando nuestros ancestros eran cazadores nómadas, entonces sí podemos entender el porqué del modo de sobrevivencia, ya que necesitaban de esta señal de alerta para sobrevivir a los depredadores y así poder preservar a la especie humana.

El modo de sobrevivencia se puede entender mejor si nos trasladamos 40 mil años atrás en el tiempo y encontramos en África a uno de nuestros ancestros en proceso de cazar algo para llevar comida a su familia, pero si en lugar de comida fácil se encuentra con un león hambriento, entonces su cerebro manda la señal de alerta y se desata el modo de sobrevivencia. Para activarlo, el cerebro manda esta señal a diferentes órganos del cuerpo, los cuales desencadenan, en cuestión de milésimas de segundo, una reacción de bioquímicos y hormonas en el sistema.

Para poder defenderse del león o huir del mismo, el cuerpo manda más sangre a las extremidades y detiene algunas de sus funciones básicas. Recuerda que en este momento la vida de nuestro ancestro está en serio peligro y algunas de las funciones del cuerpo no son necesarias para sobrevivir al león por lo que se detienen o funcionan lentamente, como la hormona del crecimiento; el lóbulo frontal del cerebro, que es el encargado de la toma de decisiones; el apetito sexual y, el más importante para lo que nos interesa en este libro, el metabolismo se hace más lento. Esto incluye principalmente al sistema digestivo, el cual entra en reposo ante una situación de peligro (real o imaginaria). Aunado a esto, ante esta situación de sobrevivencia, el cerebro reconoce que necesitas energía rápida para poder pelear o correr y por ello, el cerebro recurre a la necesidad de consumir azúcar o carbohidratos simples para obtener esta energía rápidamente.

Ahora, podrás pensar que tú no tienes a ningún león persiguiéndote en estos días, pero el cerebro cree que sí; no necesita ser una fiera la que detone la señal de sobrevivencia; esta se detona cuando el cerebro percibe un problema real o imaginario. Estos peligros imaginarios pueden ser las noticias, una pelea con tu pareja, el estrés del trabajo o del tráfico, etcétera. **Para el cerebro los peligros imaginarios y reales son exactamente lo mismo.** Los resuelve con la misma reacción de sobrevivencia en tu cuerpo.

Entonces, **aunque comas saludablemente y hagas ejercicio, si vives constantemente emociones nocivas, no bajarás de peso**. Por el contrario, al no poder bajar de peso se genera un círculo emocional vicioso, como frustración y estrés, del cual es muy difícil salir.

Es como en la película *El proyecto de la bruja de Blair,* (Myrick, 1999), donde los protagonistas regresan al mismo punto donde empezaron y hagan lo que hagan siempre acaban en el mismo lugar, pero cada vez con más miedo y frustración que la vez anterior.

Son las emociones que vives, no la comida que consumes, las que hacen que subas de peso.

Quiero que comprendas lo poderoso que es esto. Tus emociones influyen directamente en tu sobrepeso. Emociones como el enojo, la frustración, la culpabilidad, el estrés, la ansiedad, provocan en tu cuerpo reacciones químicas y hormonales que impiden que bajes de peso y promueven la acumulación de grasas.

Muchas de estas emociones son detonadas por tus creencias limitantes. Las creencias limitantes que has cosechado y reforzado por muchos años acerca del peso son las que no te dejan bajar o hacen que lo recuperes cuando por fin habías logrado perderlo.

La buena noticia es que, con técnicas simples pero poderosas que aprenderás en este libro, podrás tomar el control de tus emociones, deshacerte de tus creencias limitantes, eliminar tus antojos y bajar de peso, y mantenerte en tu peso ideal sin tener que sufrir todo el tiempo.

Además de esto, entrenarás a tu mente para que atraigas y consigas lo que más deseas en tu vida, dentro de lo cual seguramente se encuentra bajar de peso (de lo contrario no estarías leyendo este libro). Para esto nos apoyaremos en la ciencia y en los descubrimientos que se han hecho en los últimos años, acerca de la forma en la que pensamos y el impacto que nuestros pensamientos y nuestras emociones tienen en lo que atraemos a nuestras vidas.

También aprenderás cómo, con el lenguaje adecuado, podrás bajar de peso. Con el simple hecho de aprender a conocer cómo entiende el cerebro tus palabras, podrás reprogramarlo para perder peso y mantenerte, sin necesidad de vivir toda tu vida haciendo dieta y preocupándote todo el tiempo por el ejercicio.

En pocas palabras, después de terminar este libro y posiblemente cuando hayas avanzado algunos capítulos, te encontrarás viviendo en una nueva realidad, en donde tendrás el control de tus emociones, de tu peso y de tu vida, amando a tu cuerpo, tu vida, tus relaciones y todo lo que está por venir. Dejarás de sentir la necesidad de comerte algo urgentemente o de sufrir por lo que ya te comiste. Podrás vivir la vida que siempre soñaste, tener el peso que siempre has querido tener y atraer mucha más dicha y felicidad a tu vida de la que jamás habías soñado.

Bienvenido al primer paso del resto de tu vida.

1

Tus pensamientos y tus emociones afectan tu peso y tu vida

Antes de empezar, quiero preguntarte algo: ¿Te sientes satisfecho con tu peso? ¿Eres feliz con el cuerpo que tienes ahora? ¿Crees que es fácil bajar de peso?

Si contestaste que sí a las tres preguntas, estás en el porcentaje menor de la población que no necesita bajar de peso. La mayor parte de las personas quieren bajar de peso. Quiero que hagas memoria y me digas: ¿A cuántas personas conoces que no quieren bajar de peso o que se sienten cómodas con su cuerpo? Seguramente a pocas, muy pocas personas, sobre todo en México, se sienten bien con su peso; la mayoría te platicará de aquello que no se debieron de haber comido la noche anterior o de que ya vienen las fiestas y que seguro van a subir de peso o que hace mucho que no hacen ejercicio, aunque saben que deben de hacerlo. Seguramente cualquiera de ellas, como probablemente tú también lo hiciste, contestarían las preguntas anteriores de la misma manera.

A diferencia de a quienes les gustaría bajar de peso, tú ya estás haciendo algo al respecto al tener este libro en tus manos. Y déjame comentarte aquí, acerca de uno de los descubrimientos más asombrosos de los últimos años que podremos aplicar para que bajes de peso.

Es algo que va a cambiar tu percepción sobre el peso y los alimentos que consumes. No es el *smartphone,* no es Facebook ni Twitter; este es un descubrimiento que casi nadie conoce, que no llegó a la primera plana del periódico o a las noticias de la noche. Este descubrimiento fue producto de la comprobación de una teoría de varios científicos y se llevó a cabo en un pequeño condado de California, en el Instituto HeartMath (Heart-Math Institute).

HeartMath es una institución sin fines de lucro que se ha dedicado en los últimos años a estudiar cómo reducir el estrés, mejorar la vida e incrementar el desempeño en las personas. Doc Childre fundó esta institución a principios de los noventa. Los primeros hallazgos que tuvieron ahí, fue darse cuenta que las emociones tienen un impacto directo en la actividad del corazón. Pero después de varios estudios, llegaron a la conclusión de que en realidad era lo opuesto: no son las emociones las que tienen un efecto en el corazón, sino es el corazón quien tiene el control de las emociones. También encontraron que el corazón transmite una energía electromagnética más allá del cuerpo (intenta no perderte en este punto). Para esto usaron un instrumento utilizado para medir campos electromagnéticos en maquinaria, llamado magnetómetro. Descubrieron que el campo electromagnético del corazón se puede medir hasta a dos metros de distancia del cuerpo humano y que este campo cambiaba de frecuencia y de intensidad dependiendo del tipo de emocio-

nes que la persona estaba sintiendo. Este campo electromagnético no es el aura, como muchos pudieran pensar.

El campo variaba dependiendo de las distintas emociones.
Si estas eran de frustración, tristeza, miedo, estrés, resentimiento, etcétera, el campo electromagnético y la actividad del corazón eran incoherentes. Imagínate que tienes varios botes de
pintura, los abres y lanzas la pintura contra la pared; la imagen
que quedaría no tendría patrones definidos, parecería un caos.
Similar a esto son las ondas del corazón cuando tienes esas
emociones.

Por el contrario, si las emociones eran de gratitud, compasión, felicidad, amor y dicha, entonces los patrones eran coherentes y las ondas electromagnéticas también. Ahora imagina
que un pintor toma los mismos botes de pintura y pinta un pai-
saje en la pared, una pintura que tiene sentido, que es congruen-
te. Así es la actividad del corazón y así son las ondas que transmite cuando tienes estas emociones.

Basados en estos descubrimientos, hicieron una serie de experimentos para comprobar las implicaciones que esto pudiera
tener en nuestra vida diaria. Uno de ellos es el que nos interesa
por el momento: medir el impacto de las emociones en todo lo
que comes. Este experimento lo replicaron varias veces, una de
ellas en la película/documental del director Tom Shadyac, *I Am*
(*Yo Soy*. Shadyac, 2008).

En la película, Tom, el director, quien a la vez es también el
protagonista, visita las instalaciones del HeartMath en Boulder
Creek, California. Ahí conoce a Rollin McArthy (con quien yo
he tenido el gusto de estudiar los conceptos del HeartMath). Rollin lo lleva a una de las salas donde se encuentra un voltímetro.
Para los que no conocemos mucho de electrónica, un voltímetro

es un aparato comúnmente usado por los electricistas para medir la corriente eléctrica de aparatos y casas, con diferentes variantes como ohms o voltios. Este voltímetro lo único que tiene de diferente a los que pudieras comprar en una ferretería, es que en lugar de las puntas comunes para medir corriente, tiene un par de diodos, como los que se usan para medir las pulsaciones en las personas.

Rollin coloca estos diodos en un pequeño recipiente con yogurt (común y corriente, como el que puedes comprar en las tiendas), y le coloca la tapa al recipiente. Le pide a Tom que se siente aproximadamente a medio metro frente al yogurt, pero sin tocarlo. Rollin enciende el voltímetro, el cual está en ceros en la pantalla y le pide a Tom que piense en algo que lo esté molestando, y este dice inmediatamente que su agente. En el mismo instante en el que Tom piensa en su agente, el voltímetro se mueve rápidamente detectando un incremento en la carga energética del yogurt.

¿Cómo? Sin tocarlo siquiera y con solo un pensamiento ¿el yogurt fue afectado instantáneamente? Efectivamente, pero el experimento continúa. Rollin le pregunta si sigue casado (Tom, en esa etapa de su vida, estaba divorciado) y, aunque no se ve en la pantalla el voltímetro, Tom hace la seña de que la aguja se disparó hacía arriba rápidamente. Al final dice que tiene varios asuntos con su abogado a quien ha tenido que hablarle, pero no lo ha hecho y de nuevo el voltímetro detecta instantáneamente un aumento de energía en el yogurt. Cabe reiterar que Tom nunca toca el yogurt y que solamente son sus emociones las que afectan energéticamente a este.

Así, nuestras emociones afectan directamente lo que comemos. Pero esto es solamente la punta del iceberg. Como mencioné al principio, y veremos con más detalle posteriormente, cuando experimentamos emociones nocivas, nuestro cuerpo entra en estado de alerta para prepararnos ante el peligro (real o imaginario) y manda la señal para que el cuerpo esté listo para enfrentarlo, enviando más sangre a las extremidades y poniendo en pausa los sistemas que no son indispensables, como el sistema digestivo y el inmunológico. Si le sumamos lo que afectas a la comida cuando te angustias porque tienes sobrepeso a la ineficiente digestión que tendrás debido al estado de alerta que tu cerebro ha mandado, será casi imposible bajar de peso con todos estos factores combinados en lo que parece una tormenta perfecta.

Esta tormenta perfecta es lo que experimentan constantemente las personas que tratan de bajar de peso, todos los días de su vida. Esta es la verdadera razón por la que tú no has podido bajar de peso y mantenerte.

Otro experimento similar que confirma lo descubierto por el HeartMath, son los estudios del doctor Masaru Emoto, quien se daría a conocer globalmente por la película *¡¡Y tú qué sabes!?* (*What the Bleep Do We Know!?*, William Arntz, Betsy Chasse y Mark Vicente, 2004). El doctor Emoto publicó varios libros con sus estudios, de los cuales, en el primero (el más conocido) titulado *Los Mensajes Ocultos del Agua*, explica la teoría de que nuestras intenciones y nuestras emociones tienen un impacto directo en este líquido.

El primer experimento que realizó fue el de tomar muestras de agua de la presa Fujiwara, en aquel entonces, una de las presas más contaminadas de Japón. Después, congelaba porciones de agua y con una cámara especial conectada a un telescopio fotografiaba las moléculas de cada muestra. Las primeras fotografías mostraron que el agua de la presa no se cristalizaba, su color era oscuro (como de agua sucia) y no presentaba ninguna forma concreta. El doctor Emoto la describió como un aglutinamiento sin orden ni forma.

De la misma recolección de agua, vació cierta cantidad en un frasco transparente y le pidió a un monje que le dirigiera una oración de gratitud. Solamente eso, el monje no tocó el recipiente. (¿Te recuerda el experimento del HeartMath?). Solamente le dirigió la oración. Cuando congeló el agua y le tomó fotos, encontró algo sorprendente: esa misma agua, ahora formaba cristales hermosos, con formas simétricas y de color blanco, casi transparentes. El agua cambió solamente con una oración. Te recomiendo que busques en internet imágenes de *Los Mensajes Ocultos del Agua*, para que lo veas con tus propios ojos.

A raíz de este descubrimiento el doctor Emoto realizó experimentos similares, los cuales consistían en poner en distintos recipientes agua destilada y a cada contenedor se le asignó una intención específica, dentro de las cuales se encontraban: «te quiero», «gracias», «te bendigo», «compasión», así como otras nada agradables como: «te odio», «no sirves para nada», «eres horrible», etcétera. Después de que alguien se encargaba de decir lo que se le había asignado específicamente, enfrente de cada recipiente de agua, se congelaban y se le tomaban fotos a los cristales que formaban.

Los recipientes con intenciones como «te quiero» o «te bendigo», formaban cristales hermosos, similares a los de los copos de nieve, diferentes pero bellos. Por el contrario, los recipientes con intenciones como «te odio» o «eres horrible», no formaban cristales, se trasformaban en figuras sin forma y en algunos casos, como en el de «te odio», formaba una mancha oscura que parecía agua podrida. También hizo el experimento colocando fotografías de personajes de la historia dentro del agua, los más notables fueron el de la Madre Teresa y el de Adolfo Hitler; sin mayor explicación, creo que puedes imaginar los resultados.

El doctor Emoto, quien falleció en el 2014, continuó haciendo estos experimentos por años, con resultados todos similares y contundentes. Una de sus frases más conocidas es:

Imagina, si nuestros pensamientos pueden hacer eso con el agua, ¿que no podrán hacernos a nosotros mismos?

Recordarás que el cuerpo humano está formado por más de 70% de agua, al igual que nuestro planeta y los alimentos que contienen en buena parte porcentajes altos del líquido; en algunos casos inclusive mayores al 90%. Entonces imagina lo que tus pensamientos, pero sobre todo tus emociones, pueden afectar a tu cuerpo, al planeta y a los alimentos que consumes.

Con base en los resultados del doctor Emoto, si vas a comerte un pedazo de pastel sintiendo emociones de culpa y ansiedad, el resultado sería muy diferente ante ese mismo pedazo de pastel si te lo comieras feliz y agradecido. No solamente estarás afectando al pastel con tus emociones, estarás afectando también a tu cuerpo.

Tus emociones tienen un efecto directo sobre tus alimentos y sobre tu cuerpo.

El primer paso para que puedas bajar de peso es hacerte consciente de las emociones que experimentas acerca de la comida y de las creencias que te hacen tener esas emociones. Al hacerte consciente podrás tomar la decisión de dejar de comer todo aquello que te provoque ansiedad o miedo. Las creencias que tienes acerca de la comida, sean ciertas o no, han impactado de manera significativa tu peso. Las creencias por sí solas no tendrían ningún efecto en la comida o el peso, son las emociones que detonan tus creencias, las que los afectan.

Mi suegra cuenta que su esposo se comía por lo menos dos huevos enteros diariamente y que nunca tuvo problemas de colesterol alto; podría asegurar que jamás se enteró de las creencias que surgieron hace unos años sobre que la yema de huevo tenía un alto grado de colesterol. Por eso nunca tuvo el colesterol alto. Del otro lado de la moneda, uno de mis amigos se dio cuenta de que tenía niveles altos de colesterol y dejó de comer huevos, lo curioso es que, aunque ya no consumía huevos, seguía teniendo el colesterol alto.

También recuerdo que cuando era pequeño, el hígado de res era uno de los alimentos que se creía que era muy bueno para el crecimiento de los niños. Las mamás nos daban de comer hígado a fuerza; y digo «a fuerza» porque para la mayoría de nosotros el hígado tiene un sabor extremadamente fuerte y poco placentero, pero nos lo teníamos que comer y lo hicimos por años. Tiempo después, ya en mi adolescencia, cuando empecé a investigar las propiedades de cada alimento, me encontré con que el hígado es uno de los alimentos con mayor porcentaje de colesterol. Pero, al igual que con mi suegro, al no saber que era malo para nuestra salud y creer que era bueno, aprovechábamos correctamente sus nutrientes y no padecíamos de colesterol alto. Aunque ahora que lo pienso, nos disgustaba tanto el hígado, que seguramente teníamos emociones negativas en nuestro cuerpo.

La creencia que tienes acerca de los alimentos impacta directamente tu peso.
Esto sin importar si lo que crees es cierto o falso.

En la mayoría de las personas, en condiciones normales, su cuerpo tiene la capacidad de funcionar correctamente todo el tiempo, de asimilar los nutrientes que necesita y desechar los que no son necesarios, mientras que almacena en forma de grasa las reservas que se pudieran necesitar, en caso de alguna emergencia o si por alguna razón escaseara la comida por algún tiempo. Es por esto que un pequeño porcentaje de grasa (alrededor de 16% el mínimo y 28% máximo, dependiendo de cada persona, género, edad y actividad física) es necesario para el correcto funcionamiento del cuerpo. Pero cuando el cuerpo detecta una situación de peligro y manda la señal de sobrevivencia, además de la disminución de actividad en el sistema digestivo, a la par, empieza a almacenar grasa, como resultado de un temor a que la comida no sea suficiente en un futuro.

En una situación de peligro el cuerpo necesita energía rápidamente y manda la señal para ingerir carbohidratos simples, como azúcares y harinas blancas. Este fenómeno no tendría consecuencias a futuro, ya que al desaparecer el peligro, la necesidad de estos alimentos desaparece también. El problema hoy en día es que vivimos constantemente en estado de estrés o de alerta, de ansiedad porque no bajamos de peso o por las presiones de la vida cotidiana. La señal de alerta está constantemente activa y la necesidad de consumir azúcares y carbohidratos es constante. Si a esto le sumamos la acumulación de grasas por las mismas razones, entonces vivimos en una constante batalla para bajar de peso sin éxito alguno.

Nuestras emociones juegan el papel protagónico en la película de nuestras vidas y hasta que no comprendas cómo funcionan y cuáles son sus efectos en tu cuerpo y aprendas cómo disminuirlos al tener el control de tus emociones, seguirás «intentando» bajar de peso y, mientras lo intentas, es posible que hasta subas.

Debemos diferenciar los pensamientos de las emociones. En principio, los pensamientos detonan las emociones o —mejor dicho— la percepción que tenemos de algo genera un pensamiento y esa percepción detona una emoción. No podemos separar las emociones de los pensamientos, pero sí podemos separar los pensamientos de las emociones.

Como decía Louise Hay: *Lo único con lo que estamos lidiando todo el tiempo es con un pensamiento y un pensamiento puede ser cambiado.*

Déjame explicar esto más detalladamente. Vamos a suponer que alguien, alguna vez te dijo que si comes tortillas, subes de peso. Vamos a suponer también que le compraste la idea y que creíste lo que te dijo, ya sea porque era una persona allegada a ti o porque tenía argumentos interesantes. Entonces la próxima vez que te comas una tortilla sentirás una sensación de culpa o de miedo porque «vas a subir de peso», así que dejas de comer tortillas. Hasta que un día una amiga te recomienda una nutrióloga muy buena, le compras la idea, probablemente por las mismas razones que mencioné. Vas con la nutrióloga y ella te da en tu dieta dos tortillas de maíz con la comida. Entonces tú tienes las mismas sensaciones que sientes cuando te imaginas comiendo una tortilla y le pides a la nutrióloga que te quite las tortillas de la dieta. Ella te explica que son uno de los alimentos más completos que existen y que el problema no son las tortillas como tal, lo que hace que subas de peso es que te comas 10 tortillas en un día, todos los días. Inclusive te convence de que si te comes una o dos tortillas de maíz al día, te ayudará a que bajes de peso, ya que tienen un alto contenido de fibra y que eso te ayudará a sentirte más llena y a aprovechar la energía de los alimentos durante más tiempo.

Entonces tu percepción de las tortillas cambia y de ahora en adelante, cuando te estás comiendo una o dos tortillas, ya no tienes la sensación de miedo o culpa, al contrario, sientes una sensación de satisfacción, ya que te estás comiendo algo que te ayudará a bajar de peso.

Cuando puedas tener el mismo pensamiento sin que se dispare la emoción limitante, entonces ya no serás prisionero de esa emoción. Las experiencias del pasado se graban en tu cuerpo en forma de emociones. Las emociones impactantes forman conexiones a largo plazo. De igual manera las emociones con menor intensidad, forman conexiones que al cabo de un tiempo desaparecen.

Cuando alguien sufre experiencias traumáticas, como la muerte repentina de alguien cercano o algún tipo de abuso, la emoción ligada al evento crea conexiones entre neuronas a largo plazo. Es por esto que los traumas y las adicciones son difíciles de eliminar. Una sola circunstancia o un simple pensamiento puede detonar la misma emoción en un instante, la cual, muchas de las veces, será de forma inconsciente, lo que dificulta más poder liberarla.

¿Cómo romper la conexión pensamiento-hábito?

Tú no tienes el control de cuándo se detona una emoción,
pero sí tienes el control de tus pensamientos que detonan
esa emoción.

JAIME FONTE

¡No puedo enfatizar lo suficiente lo importante que es esto! Cuando tratas de controlar a tus emociones, acabas por reprimirlas en lugar de controlarlas. Pero definitivamente sí puedes tomar el control de tus pensamientos que detonan estas emociones.

Existen dos posibilidades al respecto: la primera, que parece más sencilla pero que no tiene efectos a largo plazo, es dejar de tener estos pensamientos que detonan esta emoción; y, si además dejas de «entretener» el pensamiento que detonó la emoción, habrás ganado control sobre la relación pensamiento-hábito.

Si le guardas resentimiento a tu hermana o a una amiga por algo que te hizo, cada vez que algo te haga acordarte de ella, volverás a sentir resentimiento, además, añadirás historias nuevas o argumentos nuevos a lo que te hizo para justificar ese resentimiento y cada vez será más difícil dejarlo atrás. La emoción que se alimenta de justificaciones o pensamientos negativos, crece y crece, formando relaciones entre neuronas de largo plazo.

Nunca entretengas una emoción no deseada, ni tengas simpatía
acerca de algo equivocado de ninguna manera. No pases mucho
tiempo en las imperfecciones tuyas o de los demás.

NEVILLE GOODARD

Una vez que se detona la emoción de resentimiento hacia tu hermana o amiga, es difícil que lo puedas controlar, pero sí puedes controlar los pensamientos que detonan esa emoción. Además, puedes controlar no darles cuerda una vez que se presentan. Lo que Neville nos quiere enseñar con esa cita, es que podemos detener nuestra tendencia inconsciente de alimentar los pensamientos negativos con más pensamientos negativos relacionados entre sí.

Si le prestaste un libro a tu amiga hace seis meses y no te lo ha regresado y además ni lo menciona cuando te la encuentras, seguramente te sentirás enojada, en principio porque no te lo ha regresado, pero después, también te empiezas a enojar porque ni siquiera te dice algo al respecto, y tú estás esperando que te diga algo como: «El libro que me prestaste está buenísimo, en cuanto lo acabe te lo regreso» o «te devuelvo tu libro la próxima semana». Pero como nada de esto sucede, tu enojo crece con cada historia que te cuentas al respecto y cada vez le vas sumando más y más historias. Posiblemente te venga a la mente cuando eran niñas y tu amiga te pidió una regla y te la regresó, pero rota. Cada vez más el resentimiento va creciendo y cada vez que lo vives, una corriente de bioquímicos invade tu cuerpo y las conexiones entre neuronas se fortalecen.

Un solo pensamiento: *mi amiga no me ha regresado el libro*, es lo que detona el enojo en ti. El problema es que le diste cuerda trayendo más y más pensamientos similares, creando un vórtice de pensamientos y emociones que ya no puedes manejar. Siempre es posible que algún evento externo traiga a tu mente ese pensamiento. Por ejemplo, si estás viendo un programa de televisión y hablan del mismo libro que le prestaste a tu amiga, eso detona la misma emoción que sientes cada que recuerdas que no te lo ha regresado. En el momento en el que te haces consciente de que estás a punto de entretener ese pensamiento con otros similares, entonces tienes la opción de hacerlo o no, pero, al menos, tienes la opción.

No estás solo en esto; la mayoría de nosotros hacemos lo mismo y lo hacemos constantemente. La buena noticia es que es posible dejar de hacerlo. Y cuando dejes de entretener estos pensamientos, entonces las conexiones entre neuronas que detonaban la emoción limitante, se debilitan. La conexión pensamiento-emoción pierde fuerza y eventualmente desaparecerá. Cuando las conexiones entre neuronas dejan de encenderse juntas, pierden su conexión a largo plazo, en otras palabras: pierden su poder.

Si puedes romper la conexión pensamiento-emoción de la ansiedad que te produce no bajar de peso, entonces estarás dando uno de los pasos más importantes para perder peso para siempre. Si dejas de entretener esos pensamientos que te causan ansiedad o frustración, su conexión a largo plazo se debilitará y perderán su fuerza.

No te pido que vivas sin emociones de aquí en adelante, te pido que sepas distinguir entre los pensamientos que te generan emociones estresantes y los que te generan emociones positivas y que escojas los segundos, para que puedas vivir una vida más feliz y dar así el primer paso para perder peso realmente y comenzar a vivir la vida que siempre has querido tener.

No puedo enfatizar lo suficiente el papel que las emociones tienen en tu vida y en tu peso. La comida y el ejercicio son solamente un 20% de la ecuación, las emociones son las responsables del 80% restante. Así que, si continúas entreteniendo a esos pensamientos negativos que traen emociones limitantes, obtendrás los mismos resultados que siempre has tenido. Y si los resultados que has obtenido son ganar peso y sufrir para perderlo, entonces te sugiero que empieces ahora mismo a dejar de entretener estos pensamientos, para que le des entrada a los que te hagan sentir bien.

Aprender a decir que no a las reacciones emocionales que te hacen sentir mal, no quiere decir que estés reprimiendo tus emociones; significa que vas a tener el poder de decir «no» a engancharte en las emociones que te hacen daño y que no te han dejado bajar de peso, como el enojo, la frustración, la culpa, el estrés y la ansiedad.

Dicho esto, también entiendo que llevarlo a cabo no es tan sencillo como decir: «Ya me di cuenta de que estoy entreteniendo pensamientos negativos, déjame pensar en otra cosa… listo, ya estoy pensando en algo más». Tampoco digo que sea imposible; es posible, pero no es sencillo si no sabes cómo. Para eso tienes este libro en tus manos, para aprender cómo hacer esto sencillo.

Para comenzar con este proceso te enseñaré una de las técnicas más sencillas y poderosas que puedes tener para dejar de entretener esos pensamientos. Lo llamo:

Tómate un descanso de 16 segundos

Quiero que recuerdes, ahora, alguna vez que te dieron una noticia que sucedió en otra parte del mundo, preferentemente una que te hubiera causado preocupación. Seguramente cuando te dieron la noticia, el suceso había pasado hacía unas horas o incluso algunos días. El caso aquí es que cuando te enteraste de la noticia sentiste angustia o preocupación, aunque el hecho hubiera pasado tiempo atrás. Lo que te causó angustia no fue el hecho en sí, fue lo que pensaste del hecho, lo que relacionaste con el hecho por medio de tus pensamientos. Antes de que te dieran la noticia, tu estado emocional era diferente, pero, en cuanto te la dieron, tu cerebro se llenó con imágenes que trajeron angustia a tu cuerpo.

Ahora que sabemos que nuestros patrones de pensamientos son los que producen el estrés, podremos analizar cómo funcionan para poder hacer algo al respecto, cuando nos demos cuenta de ello.

El cerebro primitivo, el cual compartimos con las demás especies animales, es el encargado de nuestra supervivencia. Se le llama primitivo en parte, porque el instinto de supervivencia es nuestro instinto más antiguo. Este instinto está presente en muchas de nuestras actitudes y de los hábitos que tenemos. Por ejemplo, ayudar a los demás o trabajar en equipo son en parte, debido a este instinto, ya que en algún momento los seres humanos descubrieron que si trabajaban en grupo, tenían más oportunidades de sobrevivir. Si ayudaban a otros a cazar o a recolectar, sus posibilidades de sobrevivir aumentaban. Ayudar a los demás quedó implantado en nuestro ser más profundo; es un instinto casi nato en el ser humano. En otras palabras: estamos programados para ayudar.

Para el cerebro, la forma de darle importancia a algo, así sea un hecho o un pensamiento, es por medio de nuestras emociones. En el pasado, si nos perseguía un depredador como un león, sentíamos mucho miedo. Para el cerebro, este miedo le ayudaba a darle importancia a eso. Así, la próxima vez que viéramos un león, nuestro cerebro ya sabía que era peligroso y detonaba la señal de miedo y de supervivencia. El cerebro relacionaba la imagen del león con el miedo.

La mecánica del cerebro, actualmente, es similar a como era hace miles de años. Si tienes un pensamiento de algo que te molesta o te preocupa, el cerebro genera una emoción de enojo o de preocupación. El cerebro piensa que esto es importante y busca pensamientos similares. **Los estudios nos dicen que cada 16 o 17 segundos que mantenemos cierto pensamiento, el cerebro trae otro similar.** Esto se repite cada 16 segundos indefinidamente, por lo que podemos pasar con un solo pensamiento de preocupación y así permanecer preocupados por horas. El cerebro se encargó de traer más y más pensamientos relacionados con nuestra preocupación.

Cuando tu jefe cuestiona tu desempeño en el trabajo y tú te preocupas por la posibilidad de perder tu empleo, un solo pensamiento (en este caso, la posibilidad de perder tu empleo) genera una emoción de preocupación; el cerebro, al considerar esto importante (perder tu empleo, sí es importante), trae pensamientos similares cada 16 segundos. Probablemente tuviste un pensamiento o una imagen tuya teniendo que sacar a tus hijos de la escuela que no vas a poder pagar o te imaginas dándole explicaciones a tus amigos de por qué no tienes tiempo para salir con ellos. Este proceso puede durar horas, inclusive días. Seguramente podrás recordar en estos momentos algo que te haya preocupado por mucho tiempo, lo cual no pudiste dejar de hacer fácilmente. Esta es una de las razones por las cuales la mayoría de nuestros pensamientos son los mismos del día anterior. Si conoces cómo funciona el cerebro, será más fácil romper con este torrente de pensamientos.

La técnica de los 16 segundos

La siguiente es una técnica usada por culturas ancestrales desde hace miles de años. Solamente que ahora tenemos los medios para comprobarla. Personalmente creo que es la técnica más sencilla para romper con la secuencia de pensamientos negativos, la mayoría de las veces, y liberar el estrés que estos generan.

La técnica de los 16 segundos es muy sencilla: Comienza por inhalar durante 4 segundos, luego detén el aire por otros 4 segundos, inmediatamente después exhala por 4 segundos y al final deja de inhalar otros 4 segundos.

Para que lo pongas en práctica, te invito a que traigas un pensamiento de algo que te haya estado preocupando últimamente. De preferencia algo no tan grave como quedarte sin empleo o la pérdida de un ser querido; algo más sencillo, como un correo que te llegó por la mañana o si vas a ir a tomar un café con tus amigos…

Ahora que ya estás pensando en algo que te preocupa, vamos a hacer el ejercicio y para efectos de comprobación, vamos a hacerlo dos veces:

* Inhala en 4 segundos
* Detén el aire 4 segundos
* Exhala en 4 segundos
* Espera 4 segundos

De nuevo:

* Inhala en 4 segundos
* Detén el aire 4 segundos

✳ Exhala en 4 segundos
✳ Espera 4 segundos

Ahora respira naturalmente y mientras lo haces, analiza si el pensamiento que tenías te está preocupando en estos momentos. Cuando logras romper con la cadena de pensamientos negativos, podrás tomar mejores decisiones y le darás oportunidad a tu cuerpo de que se regenere y podrás entonces sentir la dicha y la paz.

Este ejercicio es sumamente poderoso si lo pones en práctica cuando te encuentres preocupado, enojado, descontento, incómodo, ansioso, etcétera. Con él romperás con la cadena de pensamientos negativos que te están trayendo esa emoción específica. Te invito a que lo pruebes durante los próximos días y compruebes el cambio que tan solo 16 segundos pueden crear en tu vida.

La técnica de 3 a 1

Otra técnica poderosa y simple para dejar de entretener esta corriente de pensamientos negativos es la técnica de 3 a 1. Es sencilla de recordar en principio, ya que parece marcador de futbol. Cada vez que te des cuenta de que estás teniendo un pensamiento negativo (o varios) entonces da gracias por tres cosas.

Por cada pensamiento negativo agradece tres cosas.

Esto no solamente te ayudará a dejar de entretener ese pensamiento negativo, sino que también te ayudará a generar un estado de bienestar en tu ser, el cual se genera con la gratitud.

La gratitud es uno de los pasos más sencillos que puedes dar para bajar de peso. Así es, algo tan sencillo como dar gracias por lo que tienes o por lo que vas a tener; cambia por completo la química de tu cuerpo, genera emociones positivas, acelera el metabolismo y ayuda al proceso digestivo. En pocas palabras: en cuanto más agradecido seas, más rápido bajarás de peso.

2

La gratitud, herramienta poderosa para bajar de peso

«Si la única oración que hicieras en tu vida fuera GRACIAS,
eso sería suficiente».

MEISTER EKHART

La gratitud es una de las herramientas más poderosas y una de las menos usadas para bajar de peso. ¿Será posible que con tan solo dar gracias pueda bajar de peso? A grandes rasgos, la respuesta es «sí».

Pero dar gracias no solamente es aquello que la religión nos ha dicho sobre ser agradecido con Dios por todo lo que tienes. Aunque esto puede ser cierto, en este caso veremos la gratitud desde el lado de la ciencia.

Cuando das gracias sinceramente, de corazón, tu cerebro manda la señal de bienestar al cuerpo para que se generen varias sustancias en él y tu sistema entre en estado de bienestar. Una de ellas, quizá las más importante, es la **oxitocina.** La oxitocina es conocida también como la «hormona del amor».

Solamente con ese sobrenombre sería argumento suficiente para querer atraer más oxitocina a tu vida. De hecho, su nombre se le dio por su conexión con uno de los momentos de amor más importantes de los seres humanos: el parto. Los primeros estudios que se realizaron de la oxitocina fueron al descubrir que los niveles de esta hormona se disparaban en el momento del parto. Efectivamente, en ese momento, sus niveles alcanzan un pico fuera de lo común. De hecho, esta hormona, que se puede producir químicamente, se inyecta a las madres para inducir las contracciones del útero en el trabajo de parto.

Pero no solamente se produce oxitocina en el momento del parto, también se produce de forma natural en nuestro organismo en distintas situaciones y principalmente con distintas emociones. Probablemente la más conocida es al tener relaciones sexuales, cuando se produce en grandes cantidades.

Entre las funciones de la oxitocina se encuentra la de regular los efectos nocivos de la secreción excesiva y continua del cortisol en la sangre. Tiene una función homeostática y reparadora, además de que llega a casi todas las células del cuerpo. En otras palabras: la oxitocina es la encargada de reparar los daños que el cortisol deja en nuestro cuerpo. En episodios de estrés, el corazón sufre de pequeños desgarres microscópicos y la oxitocina se hace cargo de repararlos. El corazón está preparado para aguantar episodios de estrés, ya que sabe que esta hormona los reparará en algún momento, idealmente, justo después del periodo de estrés. Es por esto que debemos aprender cómo eliminar la acumulación de estrés de nuestras vidas para dejar que suceda este proceso de reparación.

Algunos de los beneficios de la oxitocina son:

* Acelera el proceso digestivo y la asimilación de nutrientes.
* Dilata el cérvix y estimula las contracciones uterinas en el parto.
* Promueve la lactancia, tanto en la madre como en el bebé.
* Aumenta la fecundidad.
* Repara las microheridas en el corazón causadas por el estrés.
* Estimula la secreción de la hormona del crecimiento (HGH).
* Estimula la división celular, esto es, las heridas cicatrizan más rápidamente.
* Disminuye la tensión arterial.
* Estimula la secreción de glucagón en el páncreas. El glucagón es el alimento del cerebro.
* Aumenta la sociabilidad y disminuye la ansiedad y agresividad.
* Afianza e incrementa los vínculos materno y paterno con los hijos.
* Reduce la sensibilidad al dolor.
* Aumenta el sentimiento de confianza y generosidad.
* Preserva la amistad y la sociabilidad.
* Disminuye el nivel de cortisol (la hormona del estrés).

Las formas en las que nuestro organismo produce la oxitocina están intrínsecamente ligadas a las emociones positivas, es por eso que a mí me gusta llamarlas «emociones que crean bienestar». ¿Cómo podemos producir oxitocina? Otras formas de producirla, además del agradecimiento, son:

✳ Cuando nos relacionamos de forma positiva con familiares o con amigos.

✳ Cuando ayudamos a alguien (inclusive solamente con el hecho de ver un acto de bondad o de generosidad).

✳ En el parto.

✳ Después de tener relaciones sexuales.

✳ Comiendo chocolate oscuro.

✳ Cuando sonreímos o reímos.

✳ Al hacer ejercicio.

✳ Meditando.

✳ Al hacer la Meditación del corazón (que explicaré más adelante).

Entonces, si damos gracias constantemente, nuestro cuerpo estará en estado de bienestar más tiempo que en estado de alerta o de sobrevivencia, como se encuentra la mayor parte del tiempo.

Al entrar en estado de bienestar el cuerpo funciona correctamente, utiliza los nutrientes necesarios y desecha lo que no necesita; a la vez, utiliza las reservas de grasa almacenadas en el organismo, ya que, al no percibir un peligro constante, no necesita almacenar reservas para sobrevivir.

Se hizo un estudio en el que, a varios voluntarios, se les medían los niveles de oxitocina por medio de muestras de saliva y, después de ayudar a un desconocido, tenían un incremento en sus niveles de oxitocina y de serotonina. Pero lo más increíble es que, también las personas que solamente observaron el acto de ayuda, tenían el mismo nivel de incremento en las mismas hormonas. Por lo tanto, se concluyó que no solamente los actos de bondad tienen un impacto en quienes los realizan o en las personas que reciben la ayuda, sino que también en quienes los observan.

Esta es la razón por la cual muchas veces nos hemos conmovido con tan solo observar un video donde alguien hace algo extraordinario o un acto de bondad. No necesitamos estar presentes siquiera para sentirnos conmovidos, y este estado es generado por la oxitocina y la serotonina.

Para que siempre tengas a la mano algo qué agradecer, te recomiendo que hagas una lista de 50 cosas por las que estés agradecido. Este ejercicio lo hacen los asistentes a mis talleres; a ellos les doy 10 minutos y aunque parezca difícil de creer, la mayoría no puede llegar a 50, no porque les falte tiempo para escribir, sino porque les cuesta trabajo poner su atención en lo que sí tienen, ya que la mayor parte del tiempo tenemos nuestra atención en lo que no tenemos —más adelante hablaremos de sus consecuencias y de cómo cambiarlo—, por eso es importante que puedas tener esa lista; y sacarle una foto con tu teléfono para que la tengas a la mano para cuando necesites razones para sentirte agradecido.

También puedes aplicar la técnica de 3 a 1: *Por cada pensamiento negativo que venga a tu mente, agradece tres cosas que tengas.*

Agradece por lo que todavía no tienes

En capítulos posteriores hablaremos a detalle de este proceso maravilloso que es agradecer acerca de lo que todavía no tienes, como esa figura que siempre has deseado o ponerte ese vestido que tienes y que de momento no te queda o esa pareja que vas a tener cuando estés delgada.

Esto no solamente te ayudará con los beneficios propios de la gratitud, también te ayudará a manifestar en tu vida aquello que deseas. Y, aunque todavía no llegamos a ese capítulo, te invito a que hagas el mismo ejercicio de arriba. Esta vez escribe 10 cosas que te encantaría tener: sueños, deseos, lo que la mejor versión de ti quisiera tener o lograr.

La clave para que este ejercicio funcione es poner la siguiente frase (o alguna similar que te haga sentido):

Estoy totalmente agradecido(a) por _____ , porque _____ _____ . Y continuar con lo que deseas pero como si ya existiera. Por ejemplo: «…porque peso _____ (lo que quieres pesar) y me siento muy bien». Si te das cuenta, estás dando gracias como si ya lo tuvieras, como si fuera algo de la primera lista que hiciste.

Una vez que tengas tu lista, te pido que la guardes contigo para cuando llegues al capítulo donde la utilizarás para bajar de peso. Pero por lo pronto, ya tienes de menos 60 cosas por las que puedes estar agradecido.

El hábito de ser agradecido por lo que tienes y por lo que quieres para ti en el futuro, es el hábito que mayores beneficios traerá a tu vida y, por añadidura, también a la vida de las personas que te rodean.

3

Endorfinas, oxitocina y serotonina

Hemos hablado de cómo las emociones tienen un efecto directo en el sobrepeso y principalmente en qué tan fácil o qué tan difícil será para ti poder bajar de peso. La causa de esto son las hormonas y neurotransmisores que son secretados en tu cuerpo como consecuencia de estas emociones. Así como la adrenalina y el cortisol son los bioquímicos encargados de mantener la señal de estrés, como ya vimos, existen otros bioquímicos que activan la señal de bienestar y restauración en el cuerpo. Los principales son las endorfinas, la oxitocina y la serotonina.

Estas sustancias, producidas naturalmente por el cuerpo, promueven el bienestar. Para eso activan y optimizan varios sistemas indispensables para que puedas bajar de peso. Los sistemas que mejoran su funcionamiento con estas sustancias son: el sistema digestivo, el sistema inmunológico, la hormona del crecimiento y el metabolismo. Además de que regulan el apetito y disminuyen la necesidad de consumir carbohidratos simples como el azúcar y las harinas blancas, también son las encargadas de reparar el daño que los efectos del cortisol y la adrenalina dejan en el cuerpo.

Si produces más cantidad de estas sustancias que de hormonas del estrés, no solamente tendrás más salud física y emocional, también bajarás más rápidamente de peso. Así de sencillo. Ahora, sería ideal que pudieras ir a la tienda de nutrición o a la farmacia y pedir unas *pastillas con endorfinas o un jarabe de oxitocina y serotonina,* pero esto no existe. Pero las buenas noticias son que tu cuerpo las produce naturalmente de forma relativamente sencilla. De hecho, las has estado produciendo toda tu vida sin saberlo; la diferencia es que ahora sabrás cómo las puedes producir voluntariamente.

Ya hemos hablado exhaustivamente de la oxitocina, también conocida como la hormona del amor, en el capítulo anterior, por lo que ahora nos enfocaremos en las otras dos: la serotonina y las endorfinas.

Endorfinas

Las endorfinas son neuropéptidos almacenados en el hipocampo, que se liberan a través de la médula espinal y del torrente sanguíneo. Son analgésicos naturales del organismo que pueden ser hasta 20 veces más potentes que los medicamentos contra el dolor que se venden en las farmacias. De hecho, estos péptidos, al circular en el torrente sanguíneo, llegan a diferentes células del organismo, las cuales tienen neuroreceptores específicos para cada uno de los péptidos de las diferentes emociones que sentimos y de otros químicos más que circulan por el torrente sanguíneo.

Las endorfinas específicamente comparten los mismos receptores en las células que la morfina y el opio, lo que significa que las sensaciones que experimentan las células (léase todo el cuerpo), serían similares a las que se experimentan con esas sustancias, pero sin sus efectos secundarios y sin crear adicción.

Algunos de los **beneficios de las endorfinas** son:

* Crean un estado de bienestar.
* Relajan el aparato digestivo, promoviendo la digestión.
* Producen un estado de calma.
* Mejoran el humor.
* Reducen el dolor.
* Retrasan el proceso de envejecimiento.
* Activan el sistema inmunológico.
* Reducen la presión arterial.
* Contrarrestan los niveles elevados de adrenalina asociados a la ansiedad y el estrés.

Ahora, si las hormonas del estrés se generan cuando experimentamos peligro, miedo, ansiedad, etcétera, ¿cómo se producen las hormonas del bienestar?

Actividades que producen endorfinas en el cuerpo:

* Hacer ejercicio.
* Experimentar emociones como felicidad, alegría, sensación de logro, paz y amor.
* Escuchar música que te genere emociones de alegría, júbilo o paz.
* Reír o sonreír.

* Pasar un buen rato con los amigos.
* Comer comida picante.
* Comer chocolate oscuro.

Veamos algunas de ellas detalladamente:

Hacer ejercicio

Estudios han comprobado que después de aproximadamente media hora de hacer ejercicio (cada organismo es diferente por complexión, genética, condición física, etcétera), el cuerpo produce endorfinas. No tiene que ser correr hasta el cansancio por media hora, puede ser cualquier actividad física, desde caminar, hasta la más extenuante de las actividades. La explicación de este fenómeno es que las endorfinas son analgésicos naturales que produce nuestro cuerpo por lo que, al cabo de un tiempo de hacer ejercicio, se genera no necesariamente dolor, pero sí algo de malestar o incomodidad y es cuando el cerebro manda la señal para producir endorfinas y mitigar esa sensación. El resultado no solamente es que se reduce la sensación de malestar, sino que también nos deja con una sensación de bienestar. Psicológicamente se conoce como *runner's high*, que sería algo así como «la droga del corredor».

Muchas personas que practican deporte regularmente, los días que no hacen ejercicio no se sienten tan bien como los días que sí se ejercitan; esto es en parte porque no tuvieron su dosis de endorfinas en el cuerpo. No es que sean adictos a las endorfinas, sino que sienten la diferencia cuando no las tienen.

❊ **Experimentar emociones como felicidad, alegría, sensación de logro, paz y amor**

Estas emociones que conocemos como positivas también producen endorfinas, así como oxitocina y serotonina. Al sentirnos bien, generamos más sensaciones para sentirnos bien, por lo tanto, y si las matemáticas no me fallan, entre más seguido te sientas bien, tendrás mayores posibilidades de estar bien, durante más tiempo.

❊ **Escuchar música que te genere emociones de alegría, jubilo o paz**

Escuchar música que produce estas emociones tiene el mismo efecto en el cuerpo. El cerebro relaciona melodías y canciones con las emociones que nos produjeron en su momento. Por supuesto que esto no es con todas las canciones, solamente con las que tuvieron una relación con algún suceso que nos estaba pasando en alguna época. Es por eso que a los adultos nos gusta escuchar música de cuando éramos adolescentes o jóvenes, porque nos recuerda algo que vivimos tiempo atrás; si a esto le añadimos que cuando somos adolescentes experimentamos muchas emociones constantemente, la combinación es perfecta.

De la misma manera, existen canciones que no nos traen buenos recuerdos o canciones que por su letra, nos traen malas memorias. Estas canciones producirán emociones como tristeza, dolor, ansiedad o enojo, y los efectos en el cuerpo serán lo contrario a los de las emociones positivas, por supuesto.

❊ **Reír o sonreír**

Pasar un buen rato con los amigos, reír y sonreír, generan emociones positivas, las cuales producen efectos increíbles en el cuerpo.

✳ Comer comida picante

¿Pero, por qué comer cosas picantes produce endorfinas? La respuesta es simple: las endorfinas son el analgésico natural del cuerpo y cuando nos «enchilamos» sentimos dolor en la garganta o en la lengua, de hecho, en inglés, el término que se utiliza es *hot* (caliente) para expresar que nos estamos quemando. Al cerebro no le importa qué término utilizamos, solamente sabe que necesita atenuar la sensación de molestia o dolor en la boca y secreta endorfinas. De hecho, a algunas personas les sucede, y a mí me ha pasado algunas veces, que al estar comiendo algo picoso, como por ejemplo unos tacos con salsa picante, no puedo dejar de comerlos, aunque sé que me están picando mucho, pero por alguna razón no puedo parar y sigo comiendo. Este es uno de los efectos de las endorfinas, ya que por generar una sensación de bienestar, no queremos dejarlas ir en ese momento.

✳ Comer chocolate oscuro

El chocolate contiene sustancias específicas que promueven la secreción de endorfinas. En sí es uno de los alimentos con más propiedades y beneficios para el cuerpo que se conoce. Ahora, si es tan bueno, por qué parece ser todo lo contrario: existen teorías de que el chocolate engorda, que tiene mucha grasa, que tiene mucha azúcar. La realidad es que, en sí, no tiene ninguna de esas características nocivas para la salud.

El chocolate contiene flavonoides y antioxidantes, entre otras sustancias, también contiene grasas saludables, las que necesitamos diariamente y que a la vez regulan los niveles de colesterol en la sangre. Contiene una gran cantidad de taninos, los cuales inhiben la formación de microbios, promoviendo la sa-

lud intestinal, así como la salud bucal. A la vez contiene pequeñas cantidades de flúor y fosfatos, que ayudan también a una
buena salud de la boca, las encías y los dientes.

Ahora, para obtener más beneficios del chocolate, lo mejor
es consumir chocolate oscuro. Este, regularmente no contiene
leche, contiene menos azúcar y más cacao, por lo que tiene
más propiedades benéficas que el chocolate con leche. En México —equivocadamente— se le conoce como chocolate amargo, pero actualmente existen muchas marcas de chocolate oscuro que no tienen un sabor amargo, quizá no sean tan dulces
como el chocolate con leche, pero su sabor es realmente agra-
dable.

Muchos de los beneficios de comer chocolate son difíciles
de separar de los beneficios propios de las endorfinas.

Algunos de los **beneficios de comer chocolate:**

* ✳ Combate los radicales libres.
* ✳ Previene enfermedades del corazón.
* ✳ Disminuye el riesgo de accidentes cerebrovasculares.
* ✳ Aumenta el colesterol bueno.
* ✳ Disminuye la presión arterial.
* ✳ Mejora la visión.
* ✳ Refuerza el estado de ánimo (esto relacionado con la se-
  creción de endorfinas).
* ✳ Disminuye el riesgo de cáncer.
* ✳ Ayuda a prevenir las caries.
* ✳ Promueve la longevidad.

Serotonina

La serotonina es una hormona que está relacionada directamente con las emociones que crean bienestar en el cuerpo, como la felicidad, la compasión, la armonía y la paz. Es un neurotransmisor que lleva información al cuerpo por medio del sistema nervioso central. La serotonina es producida de manera natural en el cuerpo por el cerebro.

La falta de esta hormona está relacionada con la depresión y la ansiedad. De igual manera, cuando tenemos pensamientos positivos que generan emociones positivas, se genera serotonina, por lo tanto, entre más feliz te encuentres, más serotonina producirá tu cuerpo, formando un círculo virtuoso de bienestar.

Algunos de las **funciones benéficas de la serotonina:**

✳ Mejora los estados de ánimo.
✳ Ayuda a conciliar el sueño, ya que es la encargada de producir la melatonina, encargada de regular los ciclos de sueño.
✳ Regula el consumo de carbohidratos, es por eso que cuando nos sentimos deprimidos o tristes, sentimos la necesidad de consumir azúcares o carbohidratos, por la falta de la serotonina.
✳ Relajante natural.
✳ Reduce los estados de agresividad y de enojo.
✳ Mejora la concentración.

La serotonina se produce, como ya mencioné, de manera natural en el cuerpo, pero existen algunos factores que pueden disminuir sus niveles en el cuerpo, como la depresión, el exceso de estrés, una mala alimentación, develadas continuas, problemas genéticos, etcétera.

Afortunadamente, podemos aprender cómo producirla sin necesidad de tomar medicamentos, pero si tu doctor te prescribe antidepresivos para que produzcas más serotonina, te recomiendo que lo hagas. A la par, también te recomiendo que hagas lo posible para producir más de forma natural. No existe algo así como exceso de serotonina, toda cantidad que no se utilice en el cuerpo es desechada de manera natural, de lo contrario, existirían personas súper felices todo el tiempo (aunque pensándolo bien sí conozco a algunas).

Algunas de las formas de aumentar la serotonina naturalmente son:

* Consumir alimentos ricos en omega-3.
* Comer chocolate oscuro (parece que me pagan por hacerle publicidad).
* Hacer deporte.
* Pasar algún tiempo en lugares luminosos.
* Practicar técnicas antiestrés (leer este libro y aplicar sus conocimientos).
* Pensar en momentos felices (léase también Meditación del corazón).
* Comer alimentos ricos en «triptófano» (que es el predecesor de la serotonina), como ensaladas verdes, huevos y lácteos, nueces, plátanos, almendras, frutos secos.

La oxitocina, la serotonina y las endorfinas son secretadas, como lo mencioné anteriormente, cuando hacemos un acto de bondad o con tan solo observarlo. El mismo efecto tienen cuando experimentamos compasión por alguien más. Cuando me refiero a compasión, no me refiero a lo que muchos creen que es: sentirte mal por otra persona. Expresiones como «pobrecito, cómo ha sufrido en su vida», «qué mal me siento por ella», son solamente una parte pequeña de lo que la compasión significa. Compasión es más bien esa conexión que tenemos con alguien más y sus sentimientos, sin querer decir que yo también me sienta mal; si así fuera el caso, personas como la Madre Teresa y el Dalai Lama, nunca hubieran logrado ayudar a tantas personas.

La compasión es una de las formas más efectivas de secretar estas hormonas del bienestar. Así es que cuando te sientas estresado, ansioso o abrumado, puedes ver algún video que te emocione, algo que haga que se te salgan las lágrimas de felicidad. Para mí, el video de Susan Boyle en el programa de *Britain's Got Talent* es uno de los que, aunque haya visto muchas veces, me sigue emocionando cada vez que lo vuelvo a ver. Cabe mencionar que este *show* es uno de los más difíciles para ser seleccionado y de los más crueles, emocionalmente, con las personas que no cumplen con las expectativas de los jueces.

Antes de concursar en el programa, Susan Boyle era una persona común y corriente, probablemente más común de lo que consideramos común; con un trabajo sencillo y una vida sencilla, con casi 48 años de edad y sin haber hecho nada relevante en su vida, pero con un gran talento, que pocas personas conocían, además de sus familiares y sus contados amigos. Cuando Susan se presenta en el escenario con un vestido que había vivido sus mejores años algunas décadas atrás, con un peinado de señora mayor y con los nervios a flor de piel, la primera impresión de los jueces parecía decir «regresa a tu pueblo y deja de hacernos perder el tiempo», inclusive la audiencia comenzaba a reírse de ella, aún sin que hubiera empezado a cantar. Cuando le preguntaron su edad, Susan contestó lo que parecía ser un chiste, pero de esos que tienes que explicarlo y deja de ser chistoso. También le preguntaron que cuál era su sueño y ella contestó que ser cantante profesional y que quería ser como Ellen Paige, lo cual atrajo más comentarios y risas del público y de los jueces. Irónicamente la canción que Susan eligió era *I Dreamed a dream (Yo soñé un sueño)*, uno de los temas de *Les Miserables (Los miserables)* y habla precisamente de cómo ella tenía un sueño, pero la vida se lo había matado.

Los jueces estaban esperando el momento de apretar el botón lo antes posible para sacar del escenario a esta señora, pero cuando la música comenzó y Susan entonó la primera nota, todo cambió. Una voz potente y entonada salió de su boca y en ese momento el público entero gritó de euforia, parándose de sus asientos al mismo tiempo que aplaudían. Las caras de los jueces denotaban sorpresa, como aquella de un niño cuando abre un regalo y encuentra su juguete soñado. Todo era euforia en el recinto, pero ante ello, Susan seguía inmersa en su interpretación, cantando como los mismos ángeles. El momento cumbre llegó cuando Susan interpretó una escala de notas que terminaron con una potente, sostenida y entonada, que hizo que la audiencia enloqueciera.

Imagino que las personas que estuvieron presentes ese día en el teatro, recordarán ese momento por siempre, y cada vez tendrán los mismos efectos emocionales y bioquímicos en sus cuerpos. De hecho, en estos momentos que estoy escribiendo esto, acabo de ver de nuevo el video y como las demás veces, siento una emoción de empatía, simpatía y compasión por Susan, aunque esto haya sucedido hace años. Me siento emocionado, casi como si yo fuera quien acabara de interpretar la canción y recibido el aplauso sin importarme qué beneficios pudiera obtener de verlo, simplemente me siento muy bien de haberlo vivido nuevamente; me siento feliz.

Es necesario que invirtamos la proporción de bioquímicos negativos en nuestro cuerpo por estos; en lugar de la adrenalina y el cortisol, que invaden la mayoría del tiempo a la mayoría de los adultos en estas épocas. La buena noticia es que nosotros no tenemos que ser parte de estas estadísticas, significa que podemos, de manera sencilla, hacernos conscientes de ello (al leer este libro lo estás haciendo) y cambiarlo. Al final de cuentas no es tan complicado sonreír, meditar desde el corazón por un minuto, ayudar a alguien, ver una comedia en la tele en lugar de las noticias, caminar o hacer ejercicio sin tener que correr un maratón o comer chocolate.

Cada uno de estos pequeños pasos nos ayudará a aumentar los niveles de oxitocina, serotonina y endorfinas en nuestras vidas, promoviendo más y más emociones que nos hagan sentir bien en lugar de sentirnos estresados todo el tiempo.

Para cuestiones del tema de este libro, un resultado final de todo esto es que perderás peso más fácilmente y una vez que lo hayas perdido, si continúas produciendo mayor cantidad de estas sustancias que de las del estrés, evitarás ganar peso de nuevo.

4

Como percibes las cosas tiene más impacto que la realidad misma

Nada tiene significado en esta vida, hasta que tú se lo das.

Me encanta este pensamiento. Los humanos coloreamos todo lo que percibimos y cada persona tiene una percepción o interpretación distinta de las cosas. Aunque este parece ser un principio filosófico, se ha demostrado su veracidad con innumerables experimentos a través del tiempo. Cuando era niño me preguntaba si todos percibíamos, por ejemplo, el color verde de la misma manera. Esto lo entendí gracias a unos amigos que padecen daltonismo.

El daltonismo es la incapacidad visual de ver algunos colores o de diferenciar ciertos colores. Por ejemplo, si ellos ven una pelota roja en el pasto verde, no perciben una diferencia de color. Los ven exactamente iguales.

Creemos realmente que nuestros problemas y todo lo que nos pasa es totalmente real y tenemos la idea de que no tenemos control alguno de lo que sucede en nuestras vidas. Esto no es del todo cierto. Científicamente, la Física Cuántica ha comprobado que podemos influir en la realidad de manera directa; aunque tiene conceptos muy complejos, más adelante explicaré cómo puedes aplicarla en tu vida de una manera práctica, para que bajes de peso. De momento, lo que nos importa es el concepto de cómo percibimos la realidad y los efectos e implicaciones que esto tiene en nuestra vida.

Albert Einstein dijo: *No podemos resolver un problema con el mismo pensamiento que usamos para crearlo.*

Esta es otra forma de decir que si no somos capaces de cambiar nuestra percepción, no seremos capaces de resolver el problema que tenemos enfrente. Esto es aplicable a cualquier aspecto de tu vida: en tu trabajo, en tus relaciones, en cuanto al dinero y, por supuesto, en cuanto a la comida.

Como te lo diría Einstein, no podrás bajar de peso utilizando los mismos pensamientos que te llevaron a ganarlo. Es decir, si durante años has tenido la creencia de que has ganado peso porque estabas genéticamente predispuesta al sobrepeso, aunque hagas la dieta más estricta, si constantemente estás reforzando esta creencia de que «es difícil bajar de peso para ti porque naciste predispuesta al sobrepeso», seguramente será muy difícil que bajes.

Si tú le das un chocolate a un niño, estará feliz, te lo agradecerá efusivamente, para él significará un premio; el chocolate puede detonar emociones como felicidad, euforia, gratitud. Para una persona que quiere bajar de peso, y acaba de comenzar una dieta, darle un chocolate es casi un insulto. El simple hecho de dárselo puede desencadenar una serie de emociones negativas como ansiedad, tristeza, enojo, culpa.

El chocolate es el mismo, lo que cambia es el significado que le hemos dado al chocolate. Para el niño significa premio, felicidad, logro, satisfacción, energía. Para quien quiere bajar de peso significa sobrepeso, culpa, rechazo, etcétera. De la misma manera, para muchos adultos una ensalada tiene el significado de salud, bienestar, estar delgados, pero para la mayoría de los niños significa castigo, regaño, obligación. Imagínate que tu hijo de cinco años obtiene una estrella en el kínder por que ayudó a otro niño y tú le das de premio una deliciosa y nutritiva ensalada César *light*. Mi consejo es que te quites rápidamente antes de que te la aviente en la cara.

Cuando el niño se está comiendo el chocolate, circula por su cuerpo una serie de hormonas y neurotransmisores que promueven el bienestar, aceleran el metabolismo, ayudan a la correcta asimilación de los nutrientes y a desechar los que no son necesarios. Todo esto generado principalmente por las emociones positivas que tiene por comerse un chocolate: felicidad, euforia, satisfacción, etcétera.

En cambio, si por ejemplo *Claudia* está comenzado una «dieta milagrosa» que le recomendó una amiga (que por cierto no hizo ella, pero escuchó que a otra amiga le funcionó de maravilla, ¿te suena familiar?), y en esta dieta no puede comer alimentos que contengan azúcar y tú le regalas, sin saber que está a dieta, un chocolate. Lo primero que puede suceder es que no se lo coma y que decida seguir la «dieta milagrosa» que le recomendaron. Pero aun cuando no se lo coma, sufrirá los efectos de las emociones nocivas, como la angustia, el enojo y la culpa que siente por lo que significa el chocolate para ella. Estos efectos harán más difícil que pierda peso, ¡sin que se haya comido el chocolate!

El segundo escenario es que decida echar por la borda la dieta y comerse el chocolate. Aunado a esto, Claudia experimentará una corriente de emociones estresantes, como la angustia, el enojo y la culpa, las cuales —como ya sabes— tienen efectos inmediatos en varios sistemas del cuerpo. En cualquiera de los dos escenarios ella no solamente no bajaría de peso, es posible que hasta aumente de peso, aun y cuando está haciendo una «dieta milagrosa», lo que seguramente la llevará a pensar que esta no sirve, teniendo sentimientos de culpa y frustración.

Ahora, si Claudia conociera alguna forma para no estresarse por el chocolate, la adrenalina y el cortisol que circulaban por su sistema desaparecerían rápidamente y su cuerpo entraría en un estado de bienestar, su sistema digestivo estaría listo para asimilar los nutrientes de su siguiente comida; pero como Claudia no tiene este libro en sus manos, entonces hace lo que la mayoría haría normalmente: reprimirse y culparse por haberse comido el chocolate. Por horas estará divagando sobre por qué no pudo resistir la tentación de comérselo y rompió la dieta. Probablemente hasta se imagine probándose ese vestido que quiere usar y viendo claramente en sus pensamientos cómo no le sube el cierre. Todo esto provocado claramente porque se comió un chocolate de 150 gramos, solamente. Este proceso puede durar por horas, pero para algunos pueden ser días o semanas.

No importa lo que coma Claudia esa noche, ella seguirá comiéndose la culpa por varios días. Y mientras todo esto sucede, el niño que se comió el chocolate está jugando con sus hermanos feliz de la vida. Y si al día siguiente le platica a sus amigos que tú le regalaste un chocolate y que se lo comió a media tarde, los beneficios de habérselo comido (recuerda que el chocolate tiene más propiedades positivas que muchos otros alimentos), seguirán por días.

No fue el chocolate en sí el que ocasionó ninguno de los escenarios, fue la percepción o el significado que le dio cada persona al chocolate. Y de la misma manera, le damos significado a muchas otras cosas en la vida, las cuales tienen un impacto directo en nuestra salud y en nuestra felicidad.

Con esto no quiero que cierres el libro y te comas una caja de chocolates, porque aun el más eficiente de los organismos sufrirá para asimilar todo ese chocolate. **Lo que quiero es que analices el significado que le has dado a los alimentos, a las dietas, al ejercicio o hasta a tu cuerpo y que cambies las percepciones que te han limitado por tantos años, por las que te puedan servir en el futuro.**

En mis talleres de *80% de tu sobrepeso está en tu mente*, realizamos un ejercicio que consiste en que cada participante hace una lista de los alimentos que más miedo le causan. Las listas contienen desde uno o dos, hasta 30 o más alimentos. Una vez que tienen la lista la compartimos con los demás participantes y entre todos elegimos un significado distinto para cada alimento. Uno de los más comunes es el siguiente:

La tortilla de maíz es uno de los alimentos que mucha gente cree que engorda, por lo tanto, es uno de los alimentos que más comúnmente aparece en la lista. Una vez que la menciona alguien, hemos llegado a encontrarle diferentes significados, varios de ellos con bases científicas o médicas.

Estos son algunos de los resignificados que le hemos encontrado a la tortilla:

Tiene muchos nutrientes que son necesarios para nuestro organismo: es rica en fibra, por ser integral; dependiendo del tamaño tiene menos calorías que una rebanada de pan o que cualquier refresco; la energía que nos brinda dura por más tiempo que un bolillo. Hemos llegado a recordar que los aztecas vivían de tortilla y frijol mayormente y eran una civilización fuerte y delgada. También hemos concluido que si comemos siete tortillas diarias, puede ser un exceso y es posible que ya no asimilemos todo de ellas, por lo que, aunque sea buena, como todo exceso, es malo.

Te invito a que hagas esta misma lista para ti y que al finalizarla, busques los beneficios de cada alimento que escribiste en tu lista, hasta que llenes todos con nuevos significados y así puedas empezar a cambiar tu percepción de los mismos. Ahora bien, no todos los alimentos de las listas han salido victoriosos de este proceso, hay algunos que por más que hemos intentado, solamente hemos encontrado puntos negativos. Si encuentras de estos alimentos, no les tengas miedo, simplemente hazte consciente de que los eliminarás de tu vida y sigue adelante.

También puedes hacer una lista de las percepciones que tienes de las dietas y del proceso de bajar de peso. Cuando hemos hecho esto en los talleres, hemos encontrado que muchas de estas percepciones, son solo eso: significados que hemos aprendido de alguna parte y que se los hemos asignado a ellos. Pero también hemos encontrado varias dietas que merecen ser eliminadas de nuestras vidas, tanto por su inefectividad, como por su riesgo para la salud.

Si cambias tu percepción y el significado que le has dado a todo aquello que no te ha servido para bajar de peso, cambiarás tu vida para siempre.

5

Cómo reacciona el cuerpo a las emociones estresantes

Varios estudios nos han demostrado que los efectos de la acumulación del estrés afectan nuestra salud física y mental en mayor escala que los efectos de las enfermedades. La acumulación de estrés también está directamente relacionada con la acumulación de grasa y con el sobrepeso. Por lo que será importante saber sus efectos y cómo disminuirlos para que puedas bajar de peso.

Empecemos por definir lo que es el **estrés**: El estrés es una reacción del cuerpo a una situación de desafío o de peligro, ya sea real o imaginaria. Lo que hemos llamado la señal de alerta que el cerebro manda al cuerpo cuando detecta un peligro. En estas situaciones, el estrés nos puede inclusive salvar la vida, ya que nos ayuda a enfrentar la situación de desafío o de peligro.

Para explicar cómo es que el estrés prepara al cuerpo para una situación de peligro o desafío, tenemos que entender primero lo que se conoce como la respuesta de «pelear o correr», conocida en inglés como *fight or flight*.

El cerebro, al percibir un peligro, manda la señal de correr o pelear, la cual detona una reacción en cadena de componentes químicos y biológicos para preparar al cuerpo y al cerebro mismo para el desafío y todo esto sucede en milésimas de segundo. Se mandan señales a las glándulas endocrinas para que secreten adrenalina a la sangre. La adrenalina detonaría reacciones en el cuerpo para enfrentar al desafío. Rápidamente se cierran los vasos sanguíneos y se incrementa la presión arterial en el sistema cardiovascular, el flujo de sangre se concentra mayormente en las extremidades: los brazos y las piernas.

La amígdala manda la señal a las glándulas suprarrenales, las cuales secretan la hormona cortisol. Esta le sirve a los seres vivos para desencadenar una serie de procesos que incrementan la oportunidad de sobrevivir en una situación demandante o de peligro. Se reduce la percepción del dolor, existe una inyección de energía instantánea, la cual es generada por un incremento en la glucosa en la sangre, la memoria se amplifica para almacenar la situación específica de peligro en el cerebro para evitar situaciones similares en el futuro; se forman plaquetas en la sangre, previniendo posibles cortadas por la pelea y evitar desangrarse por las mismas.

La sangre, al concentrarse mayormente en las extremidades, fluye en menor volumen en los demás órganos que no son necesarios para sobrevivir a un peligro. Las funciones digestivas trabajan más lentamente, los sistemas reproductores y las hormonas del crecimiento disminuyen su actividad. La actividad del sistema inmunológico también se reduce notablemente.

Habrá que recordar que el cerebro y el cuerpo humano existen en este planeta, según los antropólogos, desde hace más de cuarenta mil años. Por lo que, por decirlo de alguna manera, nuestro cerebro fue diseñado para sobrevivir en aquella época, donde nuestros antepasados eran nómadas y se dedicaban a la caza y a la recolección de comida. Nuestro cerebro no fue diseñado para sobrevivir en esta época actual, donde la mayoría de los seres humanos tenemos prácticamente nuestras necesidades de supervivencia cubiertas. Tenemos un techo donde dormir, tenemos comida tres o más veces al día y ya no hay animales salvajes detrás de nosotros para comernos. Pero en aquellos tiempos, de nuestros primeros antepasados, la necesidad de sobrevivir era todo un reto. Cada vez que salían de sus cuevas para ir en busca de comida, era toda una aventura, una aventura llena de peligros, por cierto.

Imagina a nuestro pariente lejano saliendo por la mañana de su cueva buscando cazar un venado para llevar comida a su familia. Después de usar sus habilidades para rastrear al venado y de seguir sus pasos, por fin, detrás de unos arbustos, es capaz de percibir a su presa. Procede lentamente para no asustarlo y estar lo suficientemente cerca para lanzarle su arma, ya que sabe que solamente tendrá una oportunidad. Cuando de repente escucha detrás de él el sonido de ramas cayendo, voltea rápidamente y ve a un león corriendo hacia él. Aquí es donde su instinto de pelear o correr se activa y en milésimas de segundo está preparado para tomar una sola decisión: correr si percibe que el león es más grande que él o pelear si cree que es posible ganar la batalla y, de paso, hasta conseguir algo de comer para su familia. Sus pulsaciones se aceleran, la presión arterial se incrementa, la mayoría de la sangre se concentra en sus brazos y piernas (esto tiene sentido en este momento, ya que si necesita correr, los músculos de sus piernas requerirán de mayor cantidad de sangre para correr más rápidamente y, si decide pelear, los músculos de sus brazos necesitarán mayor cantidad de sangre para pelear con más fuerza).

A la par del sistema cardiovascular, otros sistemas trabajan en sincronía para ayudar a nuestro pariente a sobrevivir. Como lo he mencionado, varios sistemas entran casi en reposo, trabajando lo menos posible para consumir la menor cantidad de sangre y dejársela a las extremidades. Estos sistemas son: el digestivo, el de crecimiento, el reproductivo y el inmunológico.

Todo esto tiene una razón de ser. En estos momentos de peligro, qué caso tiene que el sistema digestivo haga la digestión de los frutos que nuestro antepasado se comió hace una hora, si él puede ser la cena del león. La prioridad en estos momentos es sobrevivir a como dé lugar, ya habrá tiempo después para hacer la digestión, claro, si logra sobrevivir, de lo contrario, el que hará la digestión será el león.

De la misma manera, el instinto de reproducción no tiene razón de ser, si no va a sobrevivir en cinco minutos. Tampoco es necesario que el pelo o las uñas crezcan, a menos de que estas pudieran crecer inmediatamente para poder defenderse… pero este no es el momento de hacerlo.

Mi favorito es el sistema inmunológico. Si nuestro antepasado logra sobrevivir al pelear con el león y queda herido, entonces, el sistema inmunológico y de regeneración del cuerpo, tendrá que trabajar a marcha acelerada para sanar las heridas, pero esto solamente ocurrirá si nuestro amigo logra sobrevivir. En el momento de pelear o correr, lo único que necesita es fuerza en las extremidades y, en caso de que en la batalla haya heridas cuando el sistema inmunológico está en reposo, el cuerpo es tan sabio que forma plaquetas en la sangre para poder coagular rápidamente las heridas y evitar que se desangre nuestro amigo. Una vez que pase el peligro, habrá tiempo para regenerar los tejidos dañados. Si nuestro antepasado estaba resfriado, en el momento de pelear o correr, de nada serviría que el sistema inmunológico atacara al resfriado, ya que este proceso lleva un cierto tiempo y no es inmediato; lo importante sería sobrevivir.

Todo esto era apropiado para superar los peligros que enfrentaba el ser humano hace miles de años, de hecho, gracias a estos instintos es que el hombre sigue habitando este planeta. Pero, como dije antes, actualmente no enfrentamos peligros constantes, ni necesitamos cubrir nuestras necesidades básicas enfrentando a un animal salvaje.

Pero si ya no existen peligros inminentes y si nuestras necesidades básicas están prácticamente cubiertas, ¿por qué vivimos en modo de supervivencia constantemente? La respuesta es sencilla: **Los peligros que enfrentamos actualmente no están en el mundo exterior, están en nuestra mente.**

Cuando sufrimos por sobrepeso o por no poder bajar esos kilos de más, pasamos la mayor parte del tiempo en modo de sobrevivencia. Aunque el peligro de tener consecuencias de salud por sobrepeso es real y esto pudiera detonar el modo de sobrevivencia, en realidad, lo que lo detona son los miedos por los paradigmas que hemos adquirido acerca del sobrepeso.

Cada vez que ves en la televisión o en una revista a una modelo delgada, tu cerebro manda la señal de sobrevivencia y aunque en muchos de los casos no quisieras llegar a estar tan delgada como las modelos actuales, la imagen crea el sentimiento de culpa o de resentimiento hacia ti mismo, por haber subido de peso o porque no te has puesto a dieta y, si te pusiste a dieta, porque volviste a recuperar esos kilos que te costaron tanto trabajo bajar. Y por miles de razones más que seguramente te vendrán a la mente en este momento.

El problema no es que tu cerebro mande la señal de alerta para que entres en modo de sobrevivencia, el problema real es que, con cada pensamiento negativo, tu cerebro trae más pensamientos relacionados con este y se crea un círculo vicioso que detona constantemente el modo de sobrevivencia, aun cuando la imagen que lo detonó en un principio ya no esté presente.

Tus pensamientos detonan tus emociones y tus emociones crean tu realidad.

6

Utiliza el poder
de tus pensamientos
para bajar de peso

¿Qué es un pensamiento? Un pensamiento es una idea o una opinión que se genera en el cerebro. Actualmente es muy sencillo detectar la actividad del cerebro y saber cuándo se produce un pensamiento. Los instrumentos de medición encefalográficos son cada vez más comunes y sencillos de interpretar.

Los científicos y doctores especialistas en la actividad del cerebro han estudiado por décadas a los pensamientos para conocer los patrones que tenemos al pensar. Los resultados de algunos de estos descubrimientos nos llevan a lo siguiente: **El adulto promedio tiene entre 60.000 y 70.000 pensamientos diarios.**

Sí, leíste bien, entre sesenta y setenta mil pensamientos diarios pasan por tu mente. Si has visto en la televisión o en algunas fotos el estadio de Ciudad Universitaria en la Ciudad de México, te darás cuenta de lo grande que es. Para que te des una idea, le caben 70.000 aficionados, por lo que, haciendo una analogía, podrías llenar este estadio todos los días con tus pensamientos.

Si te pones a pensar (y así sumar más pensamientos a tu día), tenemos un pensamiento casi cada segundo. Ahora bien, este dato es sorprendente, pero esto no es lo único. **90% de nuestros pensamientos son los mismos que los del día anterior.** Vivimos en el pasado la mayor parte del tiempo, esto por lo menos en el ámbito de nuestros pensamientos. Cuando somos pequeños tenemos pensamientos nuevos todo el tiempo, somos innovadores y creativos, estamos conectados con nuestra imaginación permanentemente. Conforme vamos creciendo vamos dejando de tener pensamientos nuevos y dejamos de ponerle atención a nuestra imaginación. Nos enfocamos cada vez más en nuestros conocimientos y en lo que sabemos del mundo. A la larga, vamos teniendo más pensamientos similares a los del día anterior y menos pensamientos nuevos.

Solamente tenemos un 10% de pensamientos nuevos cada día. Pero eso no es todo: 70% de nuestros pensamientos son negativos. En otras palabras: diariamente tenemos cerca de 50 mil pensamientos negativos, los cuales por supuesto que mandan la señal de alerta a nuestro cerebro y este a su vez a los demás órganos del cuerpo para detonar la señal de supervivencia.

Cincuenta mil pensamientos negativos cada día; esto es una carga muy pesada para cualquier persona. Pero lo peor del caso es que no nos damos cuenta de ello; pensar negativamente se ha convertido en un hábito y para algunas personas es una forma de vida.

Si lo quieres ver de otra manera, tenemos más pensamientos negativos que positivos durante el día. Si a esto le sumamos que 90% son los del día anterior, entonces estamos viviendo con los mismos pensamientos negativos del día anterior. La buena noticia es que estos se pueden cambiar.

La meditación es una de las mejores herramientas para cambiarlos. En las personas que meditan constantemente, se ha encontrado que la cantidad de pensamientos que tienen, diariamente, es mucho menor que el promedio, así como el número de pensamientos positivos en lugar de negativos. Si decides empezar a meditar o si ya lo haces regularmente, te presentaré algunas técnicas de meditación.

Pero antes, ¡esto no termina aquí! Un estudio reciente publicado en la *Scientific American Magazine* reveló el siguiente dato: **50% de las historias que cuentas de tu pasado son mentira.** Probablemente estarás poniendo la misma cara que yo puse cuando leí este dato. En México decimos: *cara de ¿what?* (o cara de ¿qué?). No importa la cara que estés poniendo, para la mayoría de las personas este dato parece totalmente imposible.

¿Cómo es posible que la mitad de mis historias sean mentira? Yo nunca digo mentiras y aunque las dijera, seguramente no digo la mitad de lo que cuento como mentira. Para mí también fue difícil de comprender al principio. Déjame te explico la parte científica de este descubrimiento. El cerebro tiene una cualidad trascendental que es la de discernir qué información es importante y cuál no; cuál me ayudará a sobrevivir y cuál no es tan importante; de lo contrario, si almacenaras todo, absolutamente todo lo que ves, escuchas o percibes con cualquiera de tus sentidos, el cerebro llegaría a su capacidad máxima, por lo menos esa es la teoría de algunos científicos.

Como el cerebro no almacena toda la información, necesita tener un mecanismo para poder comprender la realidad o, por lo menos, lo que el cerebro percibe como realidad, por lo tanto, el cerebro completa la información faltante con memorias pasadas.

Veamos un ejemplo de cómo es capaz de rellenar los huecos de información faltante (de contarte una mentira sin que te des cuenta). Te pido que leas el siguiente párrafo:

> Según un esttudio de una uivennrsdiad ignlesa no impotra el orden en el que las ltears etsen ersciats, la uicna csoa ipormntae es que la pmrirea y la ultima ltera esten ecsritas en la psiocion cocrretea. El rsteo peuden estar taotalmntee mal y aun prodas lerelo sin pobrleams. Etso es pquore no lemeos cada ltera en si msima, sino la paalbra cmoo un todo. ¿No te parcee aglo increbile?

Ahora lee lo siguiente:

Según un estudio de una universidad inglesa, no importa el orden en el que las letras estén escritas, la única cosa importante es que la primera y la última letra estén escritas en la posición correcta. El resto pueden estar totalmente mal y aun podrás leerlo sin problemas. Esto es porque no leemos cada letra en sí misma, sino la palabra como un todo. ¿No te parece algo increíble?

De la misma manera en la que el cerebro no lee la palabra letra por letra (a menos de que seas un niño empezando a leer y leas l-e-t-r-a-p-o-r-l-e-t-r-a), de la misma manera, tú puedes ver a alguien en la calle y reconocerlo, sin tener que ver detalladamente sus cejas, color de ojos, corte de pelo, tipo de nariz, color de pelo o de piel. Solamente necesitas ver las características principales para reconocerlo.

De igual forma, tu cerebro no almacena toda la información de la historia que le estás contando a tus amigas en el café de cuando te quedaste afuera de la casa sin llaves y tuviste que brincarte por la ventana. Solamente almacena los datos importantes, sabiendo que puede completar la información con datos similares. Ya no necesita almacenar las imágenes de la ventana de tu casa, seguramente eso ya lo hizo con anterioridad, por lo que, si algo cambió, es probable que tú ni siquiera lo hayas notado. Con los datos importantes puede completar la información que le falta y —aun así— contar una historia entretenida para los demás.

Cuando cuentas tus historias, para el cerebro es como jugar teléfono descompuesto. Para cuando cuentes la historia a los demás, la historia ya llegó bastante diferente a como era originalmente, pero, al igual que como el teléfono descompuesto, tú crees que realmente oíste eso y es lo que le estás contando a los demás.

Ahora, recuerda que para tu cerebro no existe una diferencia entre lo que piensas y la realidad exterior; en otras palabras: para el cerebro no existe una diferencia entre las historias que te cuentas internamente, con tus pensamientos, y la realidad, por lo que es muy probable que te enojes, te estreses o no puedas bajar de peso por algo que tiene 50% de probabilidades de ¡ser mentira! Por lo menos la mitad es mentira, por lo menos la mitad de las veces que te estresas es por una mentira que tú mismo te estás contando.

Si te vas a poner para un evento, el mismo vestido que tu amiga te dijo que no se te veía muy bien, es probable que tu cerebro haya almacenado la información de ese momento, pero como no recuerdas todos los detalles, entonces tu cerebro completa la información con cosas que se te vienen a la mente, como: realmente sí me veo más gordita con este vestido, me acuerdo que la última vez que me lo puse no me quedaba tan pegado como ahora, es posible que por eso las personas se me quedaron viendo cuando entré al evento (esto es una suposición, no estás totalmente segura de que sea cierta). Con cada pensamiento reafirmas el primero, aunque no sean totalmente ciertas las historias que te cuentas, recuerda que la mitad puede ser falsa. Esto a tu cerebro no le importa. **Para tu cerebro cualquier pensamiento que detona una emoción es cierto**. Dejas de mandar la suficiente sangre al aparato digestivo y no puedes bajar de peso, aunque las historias sean falsas o dudosas.

Ahora que sabes esto, tú puedes decidir si vale la pena enojarte o estresarte o subir de peso por algo que tiene 50% de probabilidad de ser falso. Y bien, si la mitad de las historias que te cuentas pueden no ser verdad, ¿por qué no decides mejor contarte historias positivas? Pueden ser o no ser verdad, pero tu cerebro no lo sabrá y si las historias negativas generan estrés y ansiedad, las positivas generan un estado de bienestar, alegría y salud, por lo tanto, si te cuentas más historias positivas (aunque no sean ciertas), podrás experimentar más felicidad que antes y de paso bajar de peso.

7

El rol de las emociones en el sobrepeso

En mis conferencias y talleres recibo constantemente la misma pregunta: ¿Existen emociones buenas y malas?

En términos generales, las emociones no son ni buenas ni malas, son solamente respuestas de tu cuerpo a una situación determinada. Cada emoción tiene una función de existir; el problema es la acumulación de emociones que tienen efectos negativos en el cuerpo, y que a la larga, ocasiona problemas físicos, mentales o sociales.

Las emociones son como nuestras manos, la izquierda y la derecha. Ninguna de las dos es buena o mala, aunque tengas más control sobre una de ellas, la otra también es importante. Te comparto aquí una anécdota personal: un día tuve un accidente de bicicleta en un triatlón, me rompí los ligamentos del hombro izquierdo y tuve que dejar de utilizar el brazo izquierdo por un tiempo. Al principio no creí que fuera a ser muy importante, ya que yo soy diestro, pero rápidamente me di cuenta de que necesitaba la mano izquierda mucho más de lo que creía, al comer, al lavarme los dientes, al tomar algo pesado, al manejar, etcétera.

De igual manera, cada emoción tiene una función específica, ya sea de sobrevivencia, bienestar o adaptación. Y es importante que sepas cómo manejar cada una ellas. Las emociones, que no se sienten bien, fueron diseñadas —por llamarlo de una manera— para que creen una sensación desagradable en el cuerpo, específicamente. El miedo, por ejemplo, por supuesto que no se siente bien (aunque algunos creen ser adictos a él, pero en realidad son adictos a sobreponerse del miedo). Y es importante que no se sienta bien o de lo contrario no podríamos sobrevivir a los peligros. Imagina que te encuentras un perro rabioso en la calle que te quiere atacar. Si no tuvieras miedo y no sintieras la necesidad de correr, probablemente pensarías: «Pobre perrito, está solo sin su dueño, déjame lo acaricio para que se sienta bien». Y lo siguiente que sabes es que te están dando vacunas para la rabia en el hospital y curando las heridas.

Las emociones que no se sienten bien están diseñadas para eso, para llamar tu atención hacia aquello que puede ser un peligro o que necesitas cambiar para mejorar algo; el problema es que no las tomamos en cuenta la mayoría de las veces, porque nos hemos acostumbrado a ellas y ya son parte de nuestra vida. Estas emociones son llamadas por algunos científicos «emociones de sobrevivencia», ya que su principal función es protegernos de los peligros reales que podamos encontrar.

Actualmente es poco probable que te encuentres un peligro real, del cual necesites sobrevivir, pero los peligros imaginarios invaden tu vida todo el tiempo. Y, para tu cerebro, los peligros reales o imaginarios son exactamente lo mismo: un peligro. Ante ambos, el cerebro manda la misma señal de sobrevivencia.

El cuerpo desata el mismo torrente de bioquímicos y hormonas para sobrevivir. Como la mayor parte de tu energía y de tu sangre están enfocados en sobrevivir, el sistema digestivo —entre otros— entra en reposo. Como no estás digiriendo adecuadamente los alimentos, al cabo de un rato, el cerebro manda la señal de hambre, aunque hayas comido hace poco (esto no importa ahora, ya que eso que comiste no fue digerido adecuadamente); ahora tienes hambre de nuevo. Así que **cuando vives, la mayor parte del tiempo, en emociones de sobrevivencia, subes de peso y no solamente subes, también es prácticamente imposible que puedas bajar de peso.**

Por esa y muchísimas razones más es importante acrecentar las emociones que nos nutren y perseguirlas sin cansancio, para poder vivir la mayor parte del tiempo en las que nos dejen algo bueno, que nos hagan sentir bien a nosotros y a las personas que nos rodean. Estas reparan nuestros cuerpos de los efectos de las emociones de sobrevivencia, pero no solamente eso, también nos hacen más resilientes. Si tenemos más emociones que nos nutren, entonces, con el tiempo, las emociones de sobrevivencia tendrán menores efectos en nuestros cuerpos y estaremos mejor preparados para enfrentarlas.

Varios estudios, como el de la doctora Lissa Rankin, autora del libro *La mente como medicina,* han demostrado que las personas que mantienen durante más tiempo estados emocionales como la felicidad, viven hasta 10 años más. La felicidad y los estados mentales que promueven el bienestar, reducen el riesgo de tener enfermedades cardiacas, padecimientos pulmonares, diabetes, hipertensión e inclusive resfriados comunes.

Las emociones están presentes todo el tiempo en nuestras vidas. Cuando tomas una decisión, las emociones se presentan para ayudarte a decidir, solamente que no te has dado cuenta de ello. Esto se amplifica aún más cuando se trata de comida y tú quieres bajar de peso.

Vamos a suponer que es el cumpleaños de una amiga y te invita a su casa a «un pastelito». De entrada, cuando te dice o te manda un mensaje con la palabra «pastelito» inmediatamente tu cuerpo tiene una emoción, la cual puede ser miedo, ansiedad, angustia, enojo… Si te fijas bien, todas estas emociones son de sobrevivencia y con ellas viene la corriente de bioquímicos en tu sistema. Si lo analizáramos fríamente, te darías cuenta de que tan solo te están invitando a una reunión, la cual —en principio— no presentaría una amenaza para ti. Inclusive podrías asistir y nunca comer el pastel, pero tus emociones se basan en experiencias y juicios del pasado, por lo que cuando te invita y te dice «un pastelito», en fracciones de segundo, tu cerebro busca referencias pasadas y manda las emociones indicadas. En este caso, es posible que tu amiga haga unos pasteles increíbles, que en el pasado no te has podido resistir y acabas comiéndotelos siempre o tal vez alguna otra situación relacionada te recuerda que empezaste a subir de peso desde aquella ocasión. Inclusive, puede ser que tu amiga esté delgada, aunque coma todo el pastel del mundo, y que a ti te dé pena estar a dieta.

Todas estas situaciones, reales o imaginarias, generan una emoción de sobrevivencia y todavía no has ni siquiera decidido si vas a ir a la reunión o no, pero tu cuerpo ya no está trabajando adecuadamente para bajar de peso. Y, si decides ir a la fiesta, probablemente te propones ir solamente un rato y no comer pastel. Pero cuando llegas te das cuenta de que no solamente era «un pastelito», también hay tortas y tacos. Y tú que te habías imaginado regresar a tu casa temprano para cenar esa ensalada de pollo que dejaste en el refrigerador.

Aun cuando decidas no comer nada, las emociones de sobrevivencia van a estar presentes todo el tiempo, más aún cuando te cuestionen *por qué no comes nada* y te hagan la pregunta que más te prende: *¿Estás a dieta?*

Todo esto parece una exageración, pero créeme, las emociones de sobrevivencia están más presentes de lo que te puedas dar cuenta. Si al final te das por vencida, te comes una torta y un pedazo de pastel, seguramente te los comerás con culpa, la cual puede durar no solamente el tiempo que te los estás comiendo, sino días, meses o años. Todo el tiempo tu cuerpo estaba en estado de alerta; tu sistema digestivo estaba trabajando lentamente y tú le mandas una bomba de carbohidratos y grasas que realmente no puede asimilar, por lo que las almacena como reserva en el cuerpo y lo que era solo una reunión se convirtió en kilos de más en tu cuerpo.

Cuando se trata de perder peso no existe una fórmula mágica que pueda predecir cuánto vas a bajar si dejas de consumir cierto número de calorías o cuánto peso vas a ganar si consumes cierto número de las mismas. Por supuesto que existen estadísticas que pueden indicar cuánto peso pierden en promedio las personas si tienen cierto déficit de calorías, pero esto no te asegura que tú vayas a perder lo mismo que los demás. Sabemos que cada organismo es diferente, no solamente físicamente, sino también emocionalmente. Tú sabes que ambos conceptos son parte importante de la ecuación. Las emociones se detonan por un pensamiento, y más específicamente, por una creencia ligada a ese pensamiento, como en el caso del «pastelito».

Tus creencias acerca de la comida, de las dietas, del sobrepeso y demás, son parte importante de tu estado físico actual, incluyendo tu peso. Así que: deshazte de tus antiguas creencias acerca de las dietas y del sobrepeso para comenzar a bajar de peso de verdad.

Si tienes este libro en tus manos, es porque quieres bajar de peso y también es muy probable que hayas leído mucho ya acerca de dietas para lograrlo. También puede ser que lleves años de estar luchando con el sobrepeso y hayas probado o de menos, conocido, varias dietas y programas para bajar de peso. Puedes haber, inclusive, tomado pastillas para bajar o reducir el apetito. Y, si estás leyendo este libro, es porque seguramente ninguno de ellos funcionó. Vamos a romper algunas creencias y de paso uno que otro hábito que no te haya servido de mucho hasta ahora.

¿Cómo están tus creencias incrustadas en tu cerebro?

Hay una declaración que dice: «Neuronas que se encienden juntas, permanecen juntas». Esta afirmación se le atribuye a Donald Hebb y es conocida como *La Ley de Hebb,* que dice que la combinación de neuronas se pueden agrupar formando una unidad. Este concepto es simple, significa que cada experiencia que vivimos y sus emociones asociadas, así como sus experiencias físicas, quedan grabados en nuestro cerebro. Cuantas más veces se repita esta acción, más fuerte será esta conexión. De la misma manera, si existe una experiencia sobrecogedora, estas conexiones se fusionan entre sí casi instantáneamente y, estas experiencias, pueden ser traumas si no se saben manejar adecuadamente.

Cada experiencia que hemos tenido, cada habilidad que hemos aprendido como caminar, comer con tenedor y cuchillo, manejar, escribir en el teléfono, etcétera, son conexiones de neuronas en el cerebro, muchas de ellas permanentes.

Estas conexiones ayudan a que aprendamos datos, procedimientos y por supuesto emociones. Cuando tenemos una emoción que se repite una y otra vez, forma estas redes de neuronas. Si esta emoción es disparada por un pensamiento o alguna imagen, entonces se le llama **pensamiento detonador**. Cuando repetimos algo varias veces y se forman estas conexiones, le llamamos **hábito**.

Si una circunstancia específica te hace enojar y sufres los efectos químicos y hormonales del enojo en tu cuerpo —por ejemplo, digamos que tu amiga llegó tarde al restaurante— y, si aún después de que esa experiencia ya pasó, —la cena se terminó— tú sigues enojada y traes el recuerdo una y otra vez, y lo alimentas de pensamientos similares, vuelves a sufrir los mismos efectos químicos y hormonales, y cada vez que te enojas, las redes neuronales relacionadas con ello van formando relaciones a largo plazo.

Si cada vez que te has puesto a dieta, has vuelto a ganar peso, después de un tiempo, lo único que estás haciendo es reforzar las conexiones neurológicas de que cada vez que pierdes peso, tu cuerpo se encarga de ganarlo de nuevo. Cada vez que te vuelve a pasar, estas conexiones se refuerzan y están formando una relación a largo plazo. En lugar de perder peso, le estás enseñando a tu cerebro a volver a ganar peso.

He aquí las buenas noticias: **las neuronas que dejan de encenderse juntas, dejan de conectarse juntas.** Entonces, si dejas de hacer algo una y otra vez, cada vez, las conexiones neurológicas serán más débiles y eventualmente pueden perder cualquier relación que hayan tenido, ya que dejaría de ser una relación a largo plazo.

Estas conexiones entre neuronas son mucho más fuertes si una emoción está involucrada, especialmente si es una emoción fuerte. Esta no tiene que ser estresante, puede ser una emoción que te nutra, solamente con que tenga un gran impacto en ti. Estas conexiones pueden ser muy fuertes y traer el recuerdo de esa emoción con un simple pensamiento, lugar u objeto que esté ligado a ese recuerdo.

Seguramente has tenido muchas experiencias donde las emociones han marcado tu vida. Muchas personas regresan a sus hogares de cuando eran pequeños e inmediatamente les vienen a la mente recuerdos y emociones que habían permanecido dormidos en su ser. Estos recuerdos pueden ser agradables o desagradables. Ambos están profundamente guardados en el cerebro y el cuerpo por la fuerza que las emociones han dejado en las conexiones entre neuronas.

Dependiendo del evento, el impacto que estos recuerdos tienen en tu vida puede variar. Si por la mañana, cuando manejabas a tu trabajo, se te atravesó una señora en su auto y te enojaste con ella, le dijiste todo lo que pensabas, con tu más sofisticada versión del lenguaje y ella ni si quiera volteó para disculparse, es posible que cuando llegues al trabajo y les estés contando a tus compañeros lo que te pasó, des detalles exactos de la marca y color del carro, de cómo estaba peinada la señora, inclusive cuántos niños iban con ella. Pero si te preguntan cuántos mensajes has mandado por la mañana o cuánto tiempo te tardaste en bañarte o qué cenaste el fin de semana, es muy probable que te cueste trabajo acordarte de ello, ya que no había emociones involucradas en el proceso.

Las emociones son excelentes catalizadores de la memoria. Recuerdas tu primer beso, tu primera cita, tu primer carro o casa. Todos estos eventos y muchos otros los recordarás fácilmente porque los viviste con una emoción fuerte ligada a ellos y esto hace que se queden marcados en tu cerebro y en tu vida.

Durante todas las veces que has intentado bajar de peso es posible que muchos eventos relacionados con emociones fuertes hayan quedado grabados en tu vida. Es importante trabajar en ellos y en los que se puedan presentar en el futuro, para que puedas bajar de peso sin sufrimientos. La mayoría de las veces tratamos de lograr bajar de peso o romper con viejos hábitos utilizando solamente la fuerza de voluntad, pero sin muchos resultados. Necesitamos un nuevo enfoque.

Estoy convencido de que podemos lograr cosas maravillosas con nuestra voluntad, incluso mayores de las que creemos posibles, pero la realidad es que, cuando intentamos cambiar un hábito con pura fuerza de voluntad y fracasamos, empiezan a surgir emociones de culpa que frenarán el proceso de nuevo para bajar de peso y esto se convierte en un círculo vicioso, una y otra vez.

No digo que sea imposible bajar de peso o cambiar un hábito solamente con fuerza de voluntad, claro que es posible, pero es más difícil que hacerlo con herramientas que nos ayuden a limpiar estas emociones.

Ahora, imagina que puedes eliminar el sufrimiento y aun así bajar de peso. ¿No sería maravilloso? Pues bien, existe una manera para que lo puedas lograr y es este libro. **Podrás reconocer tus emociones, aprenderás cuándo dejar de entretener a las emociones de sobrevivencia, crearás coherencia en tu mente y en tu corazón, te desharás de los hábitos que te frenan para vivir plenamente, pero sobre todo, podrás bajar de peso sin sufrir todo el tiempo.**

Lo que aprenderás en este libro son distintos conocimientos y técnicas que te ayudarán a bajar de peso efectivamente, pero sin el sufrimiento acostumbrado. Algunas de ellas son técnicas ancestrales de diferentes culturas; otras son los descubrimientos más recientes en la Psicología, tanto tradicional como la Psicología Positiva o Energética. Todas estas técnicas son sencillas de aprender y no necesitas conocimientos previos para ponerlas en práctica inmediatamente.

8

La inteligencia del corazón

Muchos de nosotros tenemos la idea de que el corazón es suave o débil para tomar decisiones. La realidad es todo lo contrario. El corazón piensa y piensa mejor que el cerebro.

Para bajar de peso, sin sufrir todo el tiempo, nuestra arma más poderosa es el corazón y no me refiero a «hazlo con el corazón y bajarás de peso». Me refiero a la eficaz herramienta que el corazón físico puede llegar a ser. Para esto te mostraré algunos datos sorprendentes acerca de este órgano y, en el siguiente capítulo, te mostraré cómo usarlo como una herramienta de poder para bajar de peso.

El corazón tiene neuronas (como las del cerebro)

Este dato parece ser un descubrimiento reciente, cuando en realidad tiene más de 100 años. Desde finales de los 1800 se descubrieron las neuronas del corazón: de memoria de corto plazo y de largo plazo, justo como el cerebro. El corazón promedio de los seres humanos tiene 40.000 neuronas que tienen una inteligencia propia.

Muchos todavía creemos que el corazón es suave y que no podemos confiar en «sus decisiones» porque se basa solamente en los sentimientos y no «piensa fríamente». En realidad, el corazón piensa más fríamente que el cerebro. La capacidad de tomar decisiones del cerebro está totalmente ligada al tipo de emoción que estamos viviendo. Si la emoción que experimentamos es de supervivencia, la capacidad de tomar decisiones disminuye notablemente. En cambio, si la emoción que experimentamos es de bienestar, como gratitud, compasión o amor, la capacidad de tomar decisiones aumenta radicalmente.

El corazón, por el contrario, sin importar qué emoción estemos sintiendo, siempre tiene la misma capacidad de tomar decisiones adecuadamente, solamente que, cuando experimentamos emociones de supervivencia, nuestra capacidad de escuchar al corazón no es la adecuada.

El corazón manda más señales al cerebro de las que el cerebro manda al corazón

A principios del siglo pasado se descubrió que el corazón manda más información al cerebro de la que el cerebro manda al corazón. También se comprobó que, este, afecta directamente al cerebro, específicamente a las ondas cerebrales.

Los últimos estudios nos llevan a comprobar que la mayor cantidad de información que el corazón manda al cerebro es derivada de las emociones que sentimos y que, las emociones relacionadas con el estrés, mandan señales incoherentes al cerebro; las positivas o de armonía, le mandan ondas coherentes. Ambas tienen efecto en las ondas cerebrales: las incoherentes generan ondas cerebrales incoherentes, las coherentes producen ondas cerebrales coherentes.

El corazón, en pocas palabras, toma el rol del hermano mayor del cerebro.

En la etapa fetal el corazón aparece antes que el cerebro

Personalmente este es el dato que más me impresiona. Todos nosotros, cuando estábamos en el vientre de nuestras madres, vivimos ese momento. Nuestro corazón estaba latiendo antes de que el cerebro apareciera. Mi pregunta siempre es la misma: Si el cerebro no se había formado, ¿quién le estaba mandando la señal al corazón de que latiera? El corazón sabía perfectamente lo que necesitaba hacer sin que nadie le tuviera que decir nada. El corazón está formado sin que exista todavía ninguna célula del cerebro, por lo que es más probable que el primero (el corazón) sepa cuándo se debe de formar el segundo (el cerebro), contrario a lo que muchos de nosotros creíamos. El corazón tiene más influencia sobre el cerebro, de lo que este tiene sobre el corazón.

Actualmente, en nuestra cultura occidental, hemos dejado de escuchar al corazón y solamente le hacemos caso al cerebro y, por lo tanto, a nuestros pensamientos.

El campo electromagnético del corazón
se puede medir en hasta cuatro metros de diámetro

Ya habíamos hablado de esto al principio del libro y cabe recalcar que no me estoy refiriendo al aura, me refiero al campo que produce electromagnéticamente cualquier máquina o aparato electrónico. Tu teléfono produce un campo electromagnético, la computadora en la que escribí este libro tiene un campo electromagnético. Estos campos son reducidos y no somos sensibles a ellos, por lo menos conscientemente. Pero el campo electromagnético del corazón es mucho más potente y afecta a los seres vivos directamente. Los seres humanos somos la especie que ha dejado de percibirlos o mejor dicho, aunque siempre los percibimos, los hemos dejado de escuchar por tanto tiempo ya, que pocas veces les hacemos caso.

El campo electromagnético del corazón cambia con respecto a nuestras emociones.

Un experimento realizado en el HeartMath Institute, confirma este concepto, y fue llevado a cabo por Rollin McCarty, quien lo explica en su libro *Science of the Heart* junto con la metodología del mismo.

El proyecto consistía en colocar a un niño en el mismo cuarto que su perro; se les colocaron sensores de la variabilidad de latidos del corazón. Se le pidió al niño que hiciera una Meditación del corazón para crear un estado de coherencia de este órgano. Al mismo tiempo que la variabilidad de los latidos del niño se hacían coherentes, los del perro también se hacían coherentes. Cabe mencionar que el niño no estaba tocando al perro, solamente estaban en el mismo cuarto. La frecuencia cardiaca del corazón del niño se sincronizó con la de su perro.

Personalmente he realizado este experimento de manera empírica en varias ocasiones. Sin la necesidad de medir los cambios en el corazón o el cerebro, pero midiendo solamente el cambio de las reacciones de niños, adultos o animales, podemos percibir su efectividad.

En una ocasión salí a correr por la mañana. Al principio del camino encontré dos perros: un *poodle* y un labrador dorado amarrados a un árbol con sus correas (seguramente el dueño o dueña había ido a correr y dejó a los perros para que lo esperaran). Cuando vieron que me acercaba, el pequeño empezó a ladrar, el grande se levantó y lo imitó, ambos me ladraban eufóricamente. Mi primera reacción fue de sorpresa, ya que no esperaba que me ladraran así, lo que seguramente provocó que me ladraran más fuerte ya que los animales perciben nuestro campo electromagnético (lo que comúnmente conocemos como «los perros huelen el miedo»). Una vez que pasó el susto (menos de treinta segundos) tomé conciencia y comencé a realizar la Meditación del corazón que mostraré más adelante. En menos de un minuto el perro grande se sentó y dejó de ladrar, el pequeño hizo lo mismo unos instantes después. En menos de un minuto el mayor tenía su cabeza recargada contra el piso, el pequeño dejó de mirarme y volteó su cabeza hacia otro lado.

Aunque parezca que hemos dejado de percibir el campo electromagnético del corazón de las demás personas, en realidad, lo hacemos constantemente de manera inconsciente.

Hace algunos años trabajaba en un banco y por algún tiempo tuve la oportunidad de contratar a mi propio equipo de ventas. En varias ocasiones llegaron personas con el currículum perfecto para el puesto: la experiencia, presencia, capacidad de expresarse, etcétera, pero algo dentro de mí me decía que no debía contratarlas, había «algo» que me decía que no estaba bien. La mayoría de las ocasiones pude «escuchar» a este presentimiento y no contraté a la persona, pero un par de veces me dejé llevar por los hechos y sí los contraté. Por supuesto que el tiempo me enseñó que me había equivocado.

Intenta recordar alguna ocasión en la que conociste a alguien y de entrada, casi sin haber hablado con esta persona, no te cayó bien, sentiste algo dentro de ti que te decía que no era una buena persona. Muchas veces la gente dice «no hicimos química»; puedes llamarlo como tú quieras, pero —al final—, algo dentro de ti te dice que no hagas ese negocio, que no contrates a esa persona, que dejes de salir con esa persona, etcétera. Si te habla esa voz, *¡hazle caso!*

Las ondas cerebrales de la mamá sincronizan el ritmo cardiaco del bebé

El campo electromagnético del corazón sincroniza las ondas cerebrales. Es lo que vimos anteriormente y esto es cierto, solamente que ahora estamos hablando de dos personas distintas: la mamá y el bebé. La mamá está sincronizando a su bebé con su corazón, sin saberlo.

Los experimentos que se han realizado hasta ahora no nos dicen cuál es la distancia máxima en la que la mamá sincroniza las ondas cerebrales del bebé. Estos experimentos se han llevado a cabo con ambos en el mismo cuarto, pero sin tocarse uno al otro. Esto no significa que se puedan o no, sincronizar a distancias mayores, solamente significa que no se han llevado a cabo experimentos para corroborar esta teoría.

Sin importar la distancia, lo más importante es la conexión que tiene la madre con el hijo. Cabe mencionar que no son las ondas cerebrales de la mamá las que se sincronizan con el cerebro del bebé, son las del corazón. En otras palabras: no son los pensamientos, son los sentimientos o el estado emocional de la madre. Si ella está experimentando un estado de ansiedad o de preocupación (los cuales producen ondas incoherentes en el corazón), el bebé tendrá ondas cerebrales incoherentes. Esto a muchas mujeres les produce más ansiedad, ya que son directamente responsables por el estado emocional del bebé; pero, en realidad, esta cualidad es algo maravilloso, ya que la pueden utilizar como una herramienta para poder ayudar a sus bebés a estar más tranquilos, sin ni siquiera tocarlos o estar cerca de ellos, teniendo el beneficio secundario de estar más tranquilas ellas mismas.

Creo firmemente que si la mamá permanece estresada, seguramente el bebé se pondrá inquieto y, si la mamá está tranquila, el bebé estará en paz.

Probablemente en este momento pienses que esto se ve muy fácil en papel, pero que a la hora de la hora, seguramente será difícil, casi imposible de llevar a cabo. Para que esto sea más sencillo de lo que parece, porque lo es, más adelante veremos lo que llamo la Meditación del corazón, que, como ya señalé, es la combinación de varias técnicas, desde algunas milenarias, hasta las más recientes que se han comprobado científicamente. En solamente un par de minutos podrás cambiar un estado incoherente del corazón a uno coherente y si eres mamá de un bebé, también podrás sincronizar sus ondas cerebrales.

Esto también se puede aplicar a los adultos y, aunque no tiene el mismo efecto que la mamá con el bebé, ya que esa conexión es muy potente, nuestro campo electromagnético del corazón influye en el campo electromagnético de los demás. Por ejemplo, si te encuentras en una junta donde las cosas empiezan a subir de tono y la gente se empieza a alterar, con lo cual regularmente no se va a llegar a ningún lado, puedes hacer la Meditación del corazón, aun con los ojos abiertos; esto (al igual que con el bebé y su mamá) influirá en los demás de forma positiva, pero, sobre todo, tú estarás coherente y verás las cosas de manera diferente, ya que tus ondas cerebrales serán coherentes también.

Emociones o estados de ánimo positivos producen bienestar en el cuerpo

Las emociones que producen un estado de incoherencia en el corazón como el enojo, la ansiedad, el estrés, el miedo o el resentimiento, generan un caos en el sistema nervioso central. Las que producen coherencia en el corazón, como la felicidad, la armonía, estados de paz, el amor o la compasión, generan bienestar, regeneración y armonía en el cuerpo y en el ser.

Cuando experimentamos emociones que nos hacen sentir bien, nuestro cuerpo secreta hormonas y químicos en el torrente sanguíneo que son conducidos a cada célula de nuestro cuerpo, las cuales tienen receptores específicos para ello. Estos bioquímicos producen las condiciones necesarias para el bienestar en el cuerpo. El sistema inmunológico funciona correctamente, la presión sanguínea se estabiliza, el azúcar en la sangre también, las células se reproducen y se regeneran, el ritmo cardiaco se reduce y produce ritmos coherentes, lo cual manda señales al cerebro y, las ondas cerebrales, se hacen coherentes a la vez. Todo el cuerpo entra en armonía y trabaja como un solo sistema.

Las emociones negativas hacen todo lo contrario. Cuando el cerebro manda la señal de estrés, detonada por una emoción negativa, se secretan adrenalina y cortisol en el torrente sanguíneo, el cual lleva a cada célula del cuerpo estos bioquímicos y, así como cada célula tiene receptores específicos para los del bienestar, también tiene receptores específicos para el estrés. La presión sanguínea se incrementa, los niveles de azúcar tienen un pico, la sangre en el sistema digestivo se reduce lo cual hace que la digestión no se realice correctamente, la parte frontal del cerebro recibe menos sangre y nuestra capacidad de tomar decisiones también se reduce, el sistema inmunológico, el reproductivo y el de crecimiento disminuyen su actividad. En general, el cuerpo entra en estado de alerta.

Esto, en principio, parece muy lógico de entender. Si me siento bien por cierta emoción, mi cuerpo se siente bien y en general es así de simple, pero si es simple y lógico, entonces *¿por qué pasamos tanto tiempo en las emociones negativas?*

Existen diferentes respuestas, cada persona se puede identificar con una, varias, o con todas:

* Hemos formado el hábito de pasar más tiempo en las emociones negativas que en las que nos hacen sentir bien.

* La sociedad nos ha fomentado las emociones negativas.

* Las noticias negativas llaman más la atención que las buenas noticias.
* En las conversaciones, llama más la atención lo negativo que lo positivo.
* La educación resalta más los errores que los aciertos de los niños.

Sin poner mucha atención en lo que te ha llevado a caer en estas emociones, es más importante que te des cuenta, que te hagas consciente de ello y puedas hacer el esfuerzo (sí, al principio hay que hacer un esfuerzo) para atraer a tu vida las emociones positivas que te hagan sentir bien.

9

Sincronizar el corazón con el cerebro

La Meditación del corazón

Desde hace miles de años diferentes religiones y corrientes del pensamiento han enfocado su atención al corazón. Diferentes filosofías orientales, como el budismo, el taoísmo, la yoga y el cristianismo, tienen prácticas enfocadas en el corazón.

Actualmente tenemos el soporte de la ciencia para analizar y comprobar si las prácticas o ejercicios que hacemos tienen ciertos resultados o son solamente mitos o prácticas espirituales. Dentro de las instituciones que más énfasis le han dado a esto, está el HeartMath Institute[1].

HeartMath ha investigado los efectos de las emociones en el corazón por más de 20 años, ha desarrollado técnicas simples para utilizar la inteligencia del corazón y ha comenzado una

---

1. He tenido el privilegio de haber estudiado con los directivos del Instituto de las Matemáticas del Corazón, cuya página te invito a visitar para que conozcas más de esta maravillosa institución sin fines de lucro: www.heartmath.org

iniciativa mundial para incrementar la coherencia en nuestro planeta.

Como expliqué en la parte donde te doy los datos sorprendentes del corazón, las emociones positivas causan efectos positivos en el cerebro y en el cuerpo, lo cual nos lleva a buscar la manera de poder tener más emociones positivas en nuestra vida y, como consecuencia, a tener mejor salud, física y mental, mayor paz, menos estrés, y en general, mayor bienestar.

La técnica que llamo **Meditación del corazón** se basa tanto en los estudios actuales como en las técnicas milenarias y tiene dos características principales:

1. Es muy sencilla.
2. Sí funciona.

Lo primero que necesitas para hacer la técnica de la Meditación del corazón es recordar un sentimiento positivo, algo que te haga sentir muy bien; puede ser: un lugar que te traiga buenos recuerdos, una persona, algo que hayas logrado en tu vida, una experiencia fuera de lo común, una mascota… Es importante que sepas cuál es el recuerdo positivo, antes de iniciar la meditación, para poder obtener todos los beneficios de esta práctica.

En mis conferencias o cuando trabajo con mis clientes, personalmente, yo los voy guiando para que no tengan que estarse preocupando por los pasos del ejercicio. Si prefieres que yo te guíe, te invito a que visites mi página www.jaimefonte.com y que escuches la Meditación del corazón que ofrezco gratuitamente.

Los pasos son en realidad muy sencillos y con la práctica verás que los podrás realizar sin tener que estar recordándolos conscientemente.

1. Cierra los ojos (este paso es opcional, también la puedes hacer con ojos abiertos).
2. Haz dos respiraciones profundas y lentas (técnica de los 16 segundos).
3. Coloca tu mano izquierda sobre tu corazón.
4. Pon tu atención en el espacio que ocupa tu corazón en tu cuerpo.
5. Respira desde el corazón.
6. Trae un recuerdo positivo y siéntelo en el corazón, sostenlo ahí.
7. Manda este sentimiento a quien creas que lo puede necesitar.
8. Respira de nuevo desde el corazón.
9. Abre los ojos.

Veamos detalladamente cada uno de los pasos.

1. Cierra los ojos (opcional)

Aunque esta práctica se puede realizar tanto con los ojos abiertos como cerrados, al principio es recomendable hacerlo con los ojos cerrados. Con el tiempo verás que puedes hacerla en cualquier situación estresante, sin tener que cerrar los ojos.

2. Haz dos respiraciones profundas y lentas

Idealmente puedes utilizar la técnica de los 16 segundos que vimos anteriormente para iniciar esta práctica. Esto te llevará a entrar en un estado de paz interior y a romper la cadena de pensamientos negativos en tu mente.

Si sientes que hacer la respiración de 16 los segundos complica la práctica de la Meditación del corazón, solamente haz dos respiraciones profundas y lentas.

3. Coloca tu mano izquierda sobre tu corazón

Te pido que en este momento cierres tus ojos y pongas toda tu atención en tu hígado. Tómate unos segundos y luego ábrelos.

Seguramente te tomó tiempo poder poner la atención en tu hígado, si es que pudiste hacerlo. La mayoría de las personas que intentan hacer este ejercicio no lo logran. Sin embargo, si te pido que con los ojos abiertos coloques tu mano derecha sobre el lugar donde crees que se encuentra tu hígado, ejerzas un poco de presión sobre esta parte de tu cuerpo y luego pongas tu atención en ese órgano, probablemente podrás concentrar tu atención mucho más fácilmente. Pasa lo mismo con el corazón.

Al principio, colocar tu mano izquierda sobre el corazón ayuda a poder enfocar tu atención en él. Por supuesto que sabes dónde queda tu corazón o por lo menos una idea de dónde está; quizá más hacia la derecha que a la izquierda de tu pecho o más arriba que abajo, al final de cuentas no importa la ubicación exacta y con la práctica seguramente lo podrás hacer sin tener la necesidad de colocar tu mano sobre tu pecho.

Ahora, ¿por qué la mano izquierda? La mano izquierda está conectada a la parte derecha de tu cerebro. Y esta es la parte conectada con la creatividad y los sentimientos, es menos analítica que la izquierda. Al colocar la mano izquierda tu cerebro no estará analizando, no estará cuestionando si el corazón está más a la derecha o a la izquierda o si hacer esta meditación tiene beneficios o no.

4. **Pon tu atención en el espacio que ocupa tu corazón en tu cuerpo**

Con la mano izquierda sobre tu pecho, en donde se encuentra el corazón (aproximadamente), pon toda tu atención en él, especialmente en el espacio que está ocupando en tu cuerpo. Imagina que tu corazón está casi flotando dentro de tu pecho e imagina el espacio que existe entre el corazón y tus costillas y tus pulmones. Este paso centra la atención en tu corazón, lo cual es de vital importancia para que puedas obtener los beneficios de esta meditación.

5. **Respira desde el corazón**

Imagina que tu corazón es el que está respirando en lugar de los pulmones. De hecho, si lo piensas detenidamente, el corazón es el que realmente utiliza el oxígeno que respiras; los pulmones son solamente los encargados de inhalar y exhalar, pero el corazón es el que lleva el oxígeno a todas las células del cuerpo.

Así que imagina que el corazón es el que está respirando y comienza a respirar desde el corazón. Inhala desde el corazón, exhala desde el corazón. Inhala desde el corazón, exhala desde el corazón. Inhala desde el corazón, exhala desde el corazón.

6. **Trae un recuerdo positivo y siéntelo en el corazón, sosténlo ahí**

Esta es la parte más importante de todo el proceso. Trae a tu mente un recuerdo positivo, algo que te haga sentir muy bien, puede ser: un lugar que te traiga buenos recuerdos, una persona, algo que hayas logrado en tu vida, una experiencia fuera de lo común, una mascota, etcétera.

Una vez que hayas traído ese recuerdo a tu mente, siéntelo ahora en el corazón. Siéntelo vívidamente, como si estuviera pasando en este momento.

Es el paso más importante y realmente es también muy sencillo. Una vez que lo experimentes, verás que no es nada complicado.

Quédate sintiendo ese sentimiento por unos instantes, siéntelo en tu corazón, déjalo ahí unos momentos más.

7. Manda este sentimiento a quien creas que lo puede necesitar

Como siempre digo en mis cursos: *Nadie me puede asegurar que este sentimiento lo va a recibir la persona a quien se lo mando, pero tampoco nadie me puede asegurar que no lo va a recibir, así que vale la pena intentarlo.*

Aparte de que sí existe la posibilidad de que le llegue a la otra persona, también, ayudar a alguien más trae beneficios para quien ayuda, así que esto es un juego de ganar-ganar.

8. Respira de nuevo desde el corazón

Una vez que sentiste el recuerdo desde el corazón y que lo dejaste ahí por algunos momentos, regresa a la respiración del corazón.

Inhala desde el corazón, exhala desde el corazón. Inhala desde el corazón, exhala desde el corazón. Inhala desde el corazón, exhala desde el corazón.

9. Abre los ojos

Sigue sintiendo los beneficios de la Meditación del corazón.

Ahora que ya has leído los pasos, te invito a que hagas el ejercicio. Puedes hacerlo con los ojos abiertos leyendo los pasos a seguir, los cuales volveré a mencionar. Pero también puedes intentarlo con los ojos cerrados, recordando los pasos. Si se te olvida alguno, despreocúpate, con la práctica se te harán cada vez más sencillos. Solamente recuerda que el más importante es el de traer un recuerdo que te haga sentir bien y sentirlo desde el corazón.

Relájate, este es un ejercicio muy sencillo pero muy poderoso a la vez. Vamos a probarlo.

❋ Cierra los ojos. (También los puedes dejar abiertos).
❋ Haz dos respiraciones profundas y lentas (técnica de los 16 segundos).
❋ Coloca tu mano izquierda sobre el corazón.
❋ Pon tu atención en el espacio que ocupa tu corazón en tu cuerpo.
❋ Respira desde el corazón.
❋ Trae un recuerdo positivo y siéntelo en el corazón, sostenlo ahí.
❋ Manda este sentimiento a quien creas que lo puede necesitar.
❋ Respira de nuevo desde el corazón.
❋ Abre los ojos.

Quiero que te hagas consciente en estos momentos de cómo te sientes. Siente tu respiración, siente tus brazos, tus piernas; ahora mueve tu atención a tu rostro, siente la expresión de tranquilidad en él. Disfruta la sensación de relajación y bienestar en tu cuerpo. Siente tu cuerpo, ¿cómo se encuentra en estos momentos? Aunque sea por unos instantes, en estado de dicha.

Algunas personas me han comentado que no se habían sentido así de relajadas y tranquilas en años.

Los **beneficios de la Meditación del corazón** son, entre otros:

* ❋ Mejor descanso por la noche.
* ❋ Regularización de la presión arterial.
* ❋ Regeneración de las células.
* ❋ Incremento en la capacidad del sistema inmunológico.
* ❋ Reducción del estrés.
* ❋ Mayor concentración.
* ❋ Mayor coordinación psicomotriz.
* ❋ Mayor energía y vitalidad.

¿En qué momentos se puede hacer la Meditación del corazón? En general, no existe una regla para hacerla en un momento específico; sin embargo, existen situaciones en las que hacerla, definitivamente te ayudará.

He aquí algunas de ellas:

* ❋ Al despertarte o antes de dormir.
* ❋ En el momento en el que experimentes una emoción negativa o justo después de que la sientas.
* ❋ Después de una discusión.
* ❋ Antes de entrar a una junta o a alguna negociación importante.

✳ Cuando sabes que vas a lidiar con alguna persona que te saca de tus casillas.

✳ Para los niños o jóvenes, antes de entrar a un examen.

✳ Antes de una competencia como un partido, una carrera o cualquier otro evento deportivo.

✳ A cualquier hora del día; después de todo, solamente lleva un par de minutos.

Con mis clientes, familiares, amigos y personalmente, he visto los resultados en estas y muchas otras situaciones. En el mundo, ejercicios similares se están usando con excelentes resultados en diversas instituciones. En Estados Unidos, muchos equipos, empresas, escuelas y organizaciones militares, están utilizando técnicas similares, como la del HeartMath o de Davidji, también, con resultados sorprendentes.

En las escuelas, los resultados obtenidos antes y después de utilizar estas técnicas son asombrosos. En el golf, el futbol, el tenis, la natación, y otros deportes, cada vez más universidades y equipos profesionales obtienen resultados notables.

Esta práctica sencilla y poderosa se puede convertir en parte de tu vida si la haces constantemente. Por experiencia propia te puedo decir que una vez que la integras en tu día a día, la usarás en más y más situaciones y cada vez será más sencilla. Inclusive entrarás en un estado coherente del corazón, aun sin hacer la Meditación del corazón, solamente con poner tu atención en tu respiración o en tu corazón. Una vez que tengas práctica al hacerla, te resultará más fácil de lo que imaginas.

La Meditación del corazón se puede resumir en:

✳ Respira desde el corazón.

✳ Activa un sentimiento que te haga sentir bien, mientras sigues respirando desde el corazón.

✳ Manda este sentimiento a tus seres queridos o a alguien que lo necesite en ese momento.

¿Fácil, no? Sí lo es, pero lo sencillo no le quita lo poderosa que es. Ponla en práctica para que lo compruebes por ti mismo.

10

Los beneficios
de la meditación

Empezaré este capítulo con mi definición de meditar: **Meditar es dejar de poner la atención en los pensamientos.**

Meditar no significa elevarnos o sentarnos con las piernas cruzadas, ni desconectarnos de la realidad. La meditación simplemente es dejar de poner atención en los pensamientos. Meditar es descansar de la corriente constante de pensamientos que tenemos durante el día, para ser más precisos: más de 60 mil. Meditar tampoco significa dejar de pensar.

Diariamente tienes entre 60 y 70 mil pensamientos. El simple hecho de meditar, reduce este número de pensamientos diarios, pero el beneficio mayor de la meditación ocurre después de meditar.

La Universidad de Massachusetts, en Estados Unidos, realizó un estudio acerca de los posibles beneficios de la meditación. Para que la investigación fuera más certera, reclutaron a voluntarios cuyo requisito era que no tuvieran experiencia previa meditando. La raza, clase social, niveles de educación o estado civil no eran un requisito; cualquiera que no tuviera experiencia previa con la meditación era candidato a ser voluntario.

El estudio tuvo una duración de ocho semanas. Al principio, antes de enseñarles a los voluntarios técnicas de meditación, se les hicieron varios estudios. Después se les enseñaron técnicas sencillas de meditación, principalmente a enfocar la atención en la respiración por 20 minutos diarios, sentados con los ojos cerrados.

Los resultados, después de ocho semanas, fueron sorprendentes:

* Hubo un incremento significativo en la materia gris del hipocampo. El hipocampo es el responsable de áreas como el aprendizaje, la orientación espacial y la memoria de corto y largo plazo.
* Hubo una reducción en la materia gris de la amígdala, responsable de detonar la respuesta del estrés, de la ansiedad, el enojo y el miedo.
* Se redujo la respuesta a la sensación de dolor en el cuerpo.
* Se redujo el anticipo a la sensación de dolor en el cuerpo.

Cada uno de estos beneficios son muy interesantes.

Hubo un incremento significativo en la materia gris del hipocampo. El hipocampo es el responsable de áreas como el aprendizaje, la orientación espacial y la memoria de corto y largo plazo. En otras palabras: el cerebro creció, pero no solamente aumentó de tamaño o de volumen, sino que lo hizo en la parte que nos ayuda a aprender más y más rápidamente, nos ayuda a recordar las cosas y nos hace más hábiles físicamente. Cualquier persona se vería beneficiada en incrementar estas capacidades, pero imagina el beneficio que recibirían los estudiantes si pudieran, con solamente 20 minutos diarios de meditación, aprender más rápidamente y recordar fácilmente lo que aprendieron; también los deportistas podrían incrementar sus habilidades de desempeño. A grandes rasgos, a todos nos ayudaría, de una forma u otra, obtener estos beneficios.

Hubo una reducción en la materia gris de la amígdala, responsable de detonar la respuesta del estrés, de la ansiedad, el enojo y el miedo: efectivamente, la amígdala es la responsable de lo que dijiste un día y te arrepentiste al día siguiente (*no fui yo, fue mi amígdala*).

Pero la parte más interesante fue que se comprobó que al reducirse la materia gris de la amígdala, no solamente se reducen las veces que nos enojamos o que reaccionamos de manera agresiva, sino que también disminuye la intensidad del enojo y de las reacciones que tenemos cuando nos enojamos o estresamos. Por consiguiente, 20 minutos de meditación nos ayudarán a enojarnos menos, a estresarnos menos y a poder resolver de manera más efectiva nuestros conflictos.

Después, a los voluntarios les colocaron una pulsera con la temperatura que ellos habían descrito como la máxima que soportaban y entonces midieron las respuestas que su cerebro generaba en ese momento. Los resultados fueron de nuevo asombrosos.

Del primer experimento (en el que se les colocó la pulsera y describían el máximo soportable de calor o dolor), la temperatura que pudieron soportar fue mayor que la que soportaban antes de las ocho semanas de meditar.

Pero esto no es todo; en la segunda parte del experimento se obtuvieron más resultados sorprendentes. Antes de tener la experiencia de meditar, la mayoría de los participantes experimentaban dolor en el momento en el que se les informaba que les iban a poner la pulsera. Esto es, su cerebro producía la sensación de dolor, antes de sentirlo físicamente. Ahora, esto parece ilógico. ¿Cómo pueden sentir dolor antes de realmente sentirlo en su cuerpo? La respuesta es simple: el cerebro no distingue entre la realidad y los pensamientos.

Para que lo entiendas de una manera más sencilla te pido que recuerdes la última vez que te tuvieron que poner una inyección. La mayoría de las personas empieza a sentirse muy nerviosa en cuanto saben que les van a poner una inyección. De hecho, yo conozco a personas que se rehúsan a tener una operación necesaria, por el simple hecho de que los van a tener que anestesiar con suero, lo cual requiere, por supuesto, una aguja.

Algunas personas se ponen nerviosas cuando saben que se van a tener que subir a un avión en un mes lo mismo sucede con estudiantes que van a tener que presentar algún examen importante. Todos en algún momento de nuestras vidas experimentamos dolor o síntomas de ansiedad, aun cuando no estemos experimentando dolor físico.

Lo sorprendente del estudio no fue el hecho de que experimentaron dolor antes de que se les aplicara el calor, esto ya lo sabían desde antes; lo sorprendente fue que después de las ocho semanas de meditar por 20 minutos al día se redujo significativamente esta reacción de dolor inexistente.

Inclusive, en quienes llevan meditando más tiempo, esta respuesta al dolor inexistente desaparece, esto es, solamente reaccionan al dolor cuando sienten dolor, no reaccionan cuando saben que se les va a ocasionar dolor.

La mayoría de las situaciones de estrés en nuestras vidas son provocadas por esta reacción de nuestro cerebro a algo que «nos puede pasar», como si realmente nos estuviera pasando en determinado momento. Sin tener que entender mucho o adquirir conocimientos de cómo evitar las reacciones del estrés, con meditar tan solo 20 minutos al día podemos reducir las veces que nos enojamos, qué tanto reaccionamos a estos enojos y las veces que nos estresamos de manera automática o inconsciente.

Imagina que te estás preparando para una carrera de 10 kilómetros, un maratón o un triatlón. Necesitas seguir un entrenamiento para que el cuerpo se vaya adaptando y para poder hacer la carrera después. O imagina a un tenista que está comenzando a aprender cómo pegarle a la pelota de revés. Al principio seguramente tendrá que pensar cómo realizar cada tiro, pero al cabo de un tiempo, al practicarlo muchas veces, lo hará de manera inconsciente, sin tener que pensar en cómo hacerlo.

Algo similar sucede con la meditación. Al cabo de un tiempo de practicarla, nuestras reacciones al estrés se reducirán sin tener que pensar en ellas, sin tener que realizar la respiración de 16 segundos o tener que pensar si nuestros problemas son reales o imaginarios. Con la meditación nos estamos preparando para la vida diaria, sin estar pensando en ello.

Estudios similares acerca de los beneficios de la meditación se han estado llevando a cabo en las últimas décadas, principalmente porque nuestro pensamiento occidental nos pide una comprobación científica de lo que desconocemos. En Oriente, la meditación se ha enseñado en distintas culturas por miles de años y pocos se preguntan sobre sus beneficios. Además de ello, la ciencia y, principalmente la neurociencia, han evolucionado en el último siglo, lo cual nos ha llevado a tener la posibilidad de analizar al cerebro y las reacciones del cuerpo en tiempo real.

Con todas estas investigaciones se ha llegado a la conclusión de que la meditación tiene beneficios más allá de la paz interior, principal razón por la que la mayoría realiza esta práctica.

He aquí una lista de los beneficios principales que puedes obtener si meditas regularmente:

* ✳ Hay una mejora en la capacidad de aprender, en la habilidad de la orientación espacial y en las memorias de corto, mediano y largo plazo.
* ✳ Disminuye la respuesta del estrés, de la ansiedad, el enojo y el miedo.
* ✳ Reduce la respuesta a la sensación de dolor en el cuerpo y la anticipación a la sensación de dolor en el cuerpo.
* ✳ Alivia el estrés y la ansiedad (la meditación mitiga los efectos de la respuesta de pelear o correr, disminuyendo la producción de las hormonas del estrés, como la adrenalina y el cortisol).
* ✳ Reduce la presión arterial y la hipertensión.
* ✳ Disminuye los niveles de colesterol.
* ✳ Incrementa los niveles de oxígeno en el cuerpo.
* ✳ Incrementa la producción de la hormona DHEA, que es la responsable de retardar el envejecimiento.
* ✳ Mejora el descanso por la noche.

¿Cómo meditar?

Afortunadamente, hoy en día existen muchas maneras de acceder a las técnicas de meditación: libros, audios, videos, tutoriales, centros de enseñanza, etcétera. Solo basta con escoger una de ellas y comenzar a meditar.

Muchas personas me preguntan ¿cuá*l es la mejor técnica para meditar?* Mi respuesta es siempre la misma: La que más te guste. Aunque quizá mañana encuentres otra técnica que te guste más, eso no significa que sea mejor que la anterior, significa que es mejor para ti en ese momento de tu vida. A la mayoría de los que llevamos tiempo meditando nos ha pasado esto.

La meditación, para mí, es como los vinos. ¿Cuál es el mejor? El que te gusta más. Creo que no existe una meditación que sea la única para todos los seres humanos; no es lo mismo la cultura oriental que la occidental, ni las raíces culturales de uno que del otro. Yo personalmente he practicado muchas técnicas distintas de meditación, cada una de las cuales me sirvió específicamente en su momento y de cada una he aprendido algo que me ha servido para las demás.

He practicado Método Silva, meditación trascendental, meditación con mantra, Shambala (meditación tibetana), meditación enfocada en la respiración, Mindfulness, meditación guiada, meditación caminando, las meditaciones del doctor Joe Dispenza (se las recomiendo, por cierto), Meditación del corazón y meditación con EFT-*Tapping* (que explicaré a detalle más adelante).

He practicado meditación sentado, parado, caminando, acostado, en posturas de yoga. Actualmente no practico una sola meditación en particular, sino distintas, en distintos días o momentos en los que me encuentre, pero esto me funciona a mí y no significa que te sirva a ti también.

Lo importante no es qué técnica es mejor, lo importante es escoger alguna que te haga sentido y, sobre todo, lo más importante es empezar a meditar para obtener todos sus beneficios.

La meditación es como el dicho que dice: «Nadie puede hacer las sentadillas por ti». Solamente podrás obtener los beneficios de la meditación si meditas. Es tu decisión empezar a practicarla.

11

Emotional freedom techniques (técnicas de libertad emocional)- *Tapping*

La técnica más poderosa que he comprobado que ayuda para bajar de peso es *Emotional Freedom Techniques* (EFT, por sus siglas en inglés) o Técnicas de Libertad Emocional o *tapping*. En este libro estaré usando ambos términos indistintamente y quiero que entiendas de antemano que los dos son lo mismo.

EFT-*Tapping* es una técnica que se basa en la psicología moderna y algunos conceptos de la acupuntura de la China (pero sin el uso de agujas). **Es una técnica sencilla que consiste en pulsar puntos específicos de las manos, la cara y torso, mientras se dicen o piensan declaraciones.**

Son innumerables los beneficios que se pueden lograr con EFT-*Tapping*, dentro de los cuales, por supuesto, se encuentra bajar de peso. Su efectividad es sorprendente. Mi experiencia me ha llevado a comprobarlo personalmente, pero sobre todo porque he visto innumerables casos de éxito en otras personas usando esta técnica para bajar de peso.

EFT-*Tapping* es extremadamente efectiva para romper la señal de estrés (pelear o correr), permitiéndole al cuerpo que regrese a un estado más relajado, donde puede digerir adecuadamente los alimentos y entrar en estado de bienestar. En pocas palabras, EFT-*Tapping* elimina los efectos nocivos de las emociones de sobrevivencia como el enojo, el miedo, la ansiedad y la depresión. Por lo menos una de estas emociones y, en ocasiones, varias de ellas están presentes en las personas que sufren para bajar de peso.

EFT-*Tapping* tiene sus principios, en varias corrientes psicológicas, como la terapia cognitiva, la Gestalt, la terapia de exposición y la Psicología energética, así como en la acupuntura china.

La teoría detrás de la acupuntura china es que la energía de nuestro cuerpo fluye constantemente a través de 12 canales o conductos conocidos como **meridianos** o canales Bonham por su descubridor, Kim Bonham. Estos, se cruzan entre sí y cuando existe un bloqueo en ellos, causado principalmente por la emocionalidad, se produce un estrés psicológico o físico. Actualmente se ha comprobado que estos meridianos también son intersecciones musculares y nerviosas. El uso de agujas en la acupuntura, de los dedos en EFT-*Tapping* y en la digitopuntura para presionar estos puntos, hace que se liberen esos bloqueos de energía.

Inicialmente los efectos y beneficios de EFT-*Tapping* se basaban en las experiencias de éxito de los terapistas que lo utilizaban. Afortunadamente, en los últimos años y a raíz del éxito y la expansión de esta técnica, se han realizado muchos estudios para comprobar científicamente sus resultados.

Algunos de estos estudios han comprobado que, al tocar los meridianos del cuerpo con *tapping*, se manda una señal a la amígdala en el cerebro para detener el modo de sobrevivencia (el estado de pelear o correr, como lo expliqué anteriormente). Esto es algo realmente grande ya que, quienes utilizábamos *tapping*, sabíamos por experiencia de sus beneficios, pero no teníamos las bases científicas para comprobarlo.

Se han hecho múltiples estudios en los que se conecta al paciente a un electroencefalograma, antes y después de una sesión de EFT-*Tapping*. Lo que se ha encontrado es que, cuando los pacientes recuerdan eventos traumáticos, su cerebro está en hiperactividad y relacionado con estados de estrés y, después de la sesión de *tapping*, sus ondas cerebrales están relacionadas con el bienestar y la relajación.

En un experimento publicado en el *Journal of Nervous and Mental Disease Magazine* (Dawson Church, 2012) realizado por el doctor Dawson Church, quien ha estado usando y promoviendo EFT-*Tapping* desde el 2002, en conjunto con los doctores en Psicología, Yount Garret y Audrey Brooks, se confirmó el impacto que la técnica tiene sobre los niveles nocivos de cortisol. Los participantes del experimento se dividieron en tres grupos. El primer grupo participó en una hora de EFT-*Tapping*; el segundo grupo en una hora de terapia hablada y el tercero no recibió tratamiento alguno. El grupo de EFT-*Tapping* tuvo una reducción del 23% en sus niveles de cortisol, mientras que los otros dos grupos no tuvieron cambio alguno. El primer grupo también experimentó una reducción significativa en sus niveles de síntomas psicológicos, como estrés, ansiedad, depresión, etcétera.

Los investigadores también han concluido que EFT-*Tapping* tiene un impacto positivo en la nivelación de los sistemas parasimpático y simpático. Cuando el sistema parasimpático está en balance con el simpático, se promueve la regeneración celular y la relajación, esto por el efecto que tiene en la regulación del ritmo cardiaco y de la presión sanguínea. También mejora la digestión y estimula el sistema inmunológico. Church concluye que el balance entre estos dos sistemas promueve un estado emocional neutral, el cual es el ideal para tener bienestar y una buena salud.

En algunos de los últimos estudios realizados de EFT-*Tapping*, se tomaron muestras de saliva en pacientes con cáncer; luego, los participantes tomaban una sesión de EFT-*Tapping* de una hora y se les volvía a tomar muestras de saliva. Con tan solo una hora de terapia de EFT-*Tapping*, hubo un cambio en los genes de los participantes. Los genes encargados de combatir las células cancerígenas incrementaron su actividad considerablemente. Cabe mencionar que los participantes no quedaron curados del cáncer con tan solo una hora de EFT-*Tapping*, lo que el estudio arrojó fue que sus cuerpos comenzaron a combatir las células cancerígenas más eficazmente, a diferencia de antes de hacer *tapping*. Al cambiar la genética de los pacientes, sus posibilidades de curarse de cáncer se incrementaron.

Existen muchos estudios y testimonios de cómo EFT-*Tapping* ha mejorado la vida de muchas personas. En este libro no es mi intención entrar a detalle en ellos, solamente te quiero mostrar algunos de sus múltiples beneficios[2].

¿Cómo nació EFT-*Tapping*? Aunque se basa en técnicas antiguas como la acupuntura, no fue desarrollado hasta hace apenas algunas décadas. EFT (*Emotional Freedom Techniques*, que fue el primer nombre de *tapping*) fue dado a luz a finales de la década de los setenta por el doctor Roger Callahan. Inclusive a este método se le conoció por algunos años como el método Callahan por su desarrollador.

El doctor Callahan comenzó a estudiar la energía en los meridianos del cuerpo, a partir de la medicina china que data de hace más de cuatro siglos atrás. En sus estudios encontró que cada meridiano estaba ligado a un órgano del cuerpo. Los extremos y cruces de estos meridianos son la forma de acceder a esta energía. Estos meridianos se encuentran localizados específicamente en diferentes puntos que son alcanzables desde la superficie del cuerpo.

El doctor desarrolló una serie de algoritmos para distintos padecimientos, tanto físicos como emocionales. En un principio estos algoritmos, que eran secuencias de tocar puntos en los meridianos, eran muy complejos. De hecho, nada más él y algunos de sus estudiantes más cercanos podían llevarlos a cabo. Los resultados que obtuvo lo sorprendieron a él más que a ninguna otra persona, lo que lo llevó a enseñarlo a sus discípulos para promoverlo entre sus colegas psicólogos.

La experiencia con una de sus pacientes fue la que lo llevó a convencerse de que esta técnica era más poderosa de lo que él

---

2. Si quieres saber más acerca de los cientos de estudios que comprueban los efectos de EFT-*Tapping*, puedes encontrarlos en la página de Dawson Church, EFT Universe: www.eftuniverse.com

creía hasta ese entonces. Esta historia es también conocida como el momento del nacimiento de EFT-*Tapping*.

El doctor Callahan tenía una paciente llamada María, quien sufría de una severa fobia al agua. No podía ni siquiera tomar un baño sin aflicción, ni salir a la calle en días lluviosos. Había estado trabajando en su caso por un periodo de 18 meses, en los que probó muchos y diferentes enfoques terapéuticos, pero nada parecía funcionar permanentemente.

Durante una de sus sesiones privadas, el doctor guio a María a presionar con sus dedos en el punto del meridiano que está conectado energéticamente al estómago y se localiza debajo del ojo. Al cabo de unos minutos de estar haciendo presión intermitente en este punto, María comenzó a experimentar una calma que no había sentido desde hacía muchos años.

«Sorprendentemente sentí un alivio instantáneo de la fobia», María le comentó al doctor Callahan, después de la sesión. Para estar seguro de que la fobia había desaparecido, Callahan la guio a la piscina de su casa. Para su sorpresa y la de María, ella se metió a la alberca hasta la cabeza y sin ningún sentimiento de ansiedad o miedo.

Este evento motivó a Callahan, a principios de los 80, a desarrollar más a fondo su teoría. Uno de sus estudiantes era Gary Craig, quien simplificó el proceso y le dio el nombre de EFT (*Emotional Freedom Techniques*). Recientemente EFT recibió el nombre de *TAPPING* por ser uno más común (en inglés, hacer *tapping* es tocar algo sin mucha fuerza).

Actualmente, el *tapping* es usado como herramienta en el manejo de las emociones y de diferentes trastornos a nivel mundial. Las estadísticas que se tenían hasta mediados de esta década, era que más de 10 millones de personas en el mundo lo practican y esta cifra se va incrementando cada vez más rápidamente. A la par, constantemente se están realizando estudios en diferentes universidades de Estados Unidos y Europa para comprobar sus beneficios.

¿Cómo funciona realmente el *tapping*? **Funciona porque al presionar los meridianos o puntos de reflejo situados en la cara, las manos y el torso, envía las señales a diferentes órganos de nuestro cuerpo, prácticamente como la acupuntura o la reflexología.**

Al tocar estos puntos libera los canales para la energía, la cual fluye libremente a través de nuestro cuerpo sin ninguna obstrucción. Las obstrucciones se producen cuando las emociones se encuentran almacenadas o reprimidas y no somos capaces de canalizar los componentes químicos de las emociones en el cuerpo. *Tapping* manda la señal a la amígdala para que deje de mandar la señal de estrés.

También actúa porque, al darle nombre a una emoción, esta pierde fuerza. Estamos acostumbrados a esconder las emociones negativas. Desde pequeños nos han enseñado a reprimir las emociones negativas. Hemos aprendido que si cerramos los ojos y pretendemos que nuestros problemas no existen, estos desaparecerán. Tenemos la creencia de que las emociones negativas desaparecerán si no tenemos conciencia de ellas y que aceptarlas sería darles fuerza. Al nombrar formas positivas para resolver el problema que tenemos enfrente, elegimos pensar de manera distinta para cambiar nuestra percepción. ¡Como lo vimos en capítulos pasados!

Tapping no se trata solo de pensamientos positivos o de psicología inversa, se trata de ver las emociones de un modo diferente para que las transformemos en nuevas emociones que cambien de forma positiva la química de nuestros cuerpos.

Tapping es una herramienta poderosa para transformar nuestras emociones, para encontrar formas de resolver los problemas y hacernos libres de la carga emocional que hemos tenido durante años. Es una herramienta utilizada actualmente por profesionales de la salud, tanto mental como física, pero, lo más importante, es que cualquiera la puede utilizar con excelentes resultados, sin la necesidad de ir a consulta con un especialista. Lo más atractivo de esto es que tú puedes hacer *tapping* en cualquier momento, por ti mismo. Personalmente he visto resultados sorprendentes en distintos padecimientos y áreas de la salud.

Tapping funciona para:

* Quitar antojos.
* Transformar emociones.
* Sobreponer creencias limitantes.
* Eliminar miedos y fobias.
* Perder peso (por supuesto).
* Cambiar hábitos.
* Reducir el estrés.
* Reducir el dolor físico.
* Eliminar traumas.
* Ayudar a perdonarte a ti mismo o perdonar a alguien más.
* Mejorar el desempeño en los deportes.
* Potencializar las ventas.
* Y muchas, muchas más…

Las historias de éxito con *tapping* crecen cada día conforme se conoce más de esta técnica en todo el mundo. Muchas de ellas son tan sorprendentes que parecen mentira, pero no lo son. Te presento una de estas experiencias con uno de mis clientes. Este caso ejemplifica lo poderosa que puede llegar a ser.

Historia de éxito

Un cliente mío, llamado Juan, me vino a buscar para hacer una sesión de *tapping* de una hora. Juan había tenido un accidente donde cayó de cierta altura, golpeándose el coxis en el piso. Esto le provocó la contractura de algunas vértebras y que algunos nervios quedaran presionados como consecuencia.

Juan llevaba algunos meses en tratamiento y rehabilitación, con ciertos resultados favorables. Ya podía caminar, casi como lo hacía anteriormente y el dolor solamente se reflejaba en su pierna derecha. Pero lo que realmente le preocupaba a él, era que casi no tenía sensación en su pie derecho, desde el día del accidente. Él lo describía como si lo sintiera «dormido», similar a esas veces en las que alguna parte del cuerpo se mantiene presionada por cierto tiempo y se siente ese cosquilleo sin sensibilidad. Aunque los doctores le decían que no había mucho que pudieran hacer al respecto, él quería estar sano lo antes posible. Esta fue la razón por la que asistió a terapia conmigo.

Cualquier enfermedad tiene una carga emocional; desde un simple resfriado, hasta los diagnósticos más graves, como el cáncer o alguna otra enfermedad mortal. Si tienes un resfriado un día cualquiera, emocionalmente empieza a causarte diferentes emociones derivadas de los pensamientos que tienes acerca de la enfermedad: «Me voy a perder la boda de mi prima» o «no voy a poder disfrutar de la fiesta si estoy con la nariz tapada y me siento mal» o algunas personas ni siquiera van al doctor para que no les recete algo que interfiera con bebidas alcohólicas, si tienen una fiesta próximamente. Todos estos pensamientos producen emociones estresantes, las cuales —como dije anteriormente—, suprimen las funciones del sistema inmunológico y retardan la sanación de la enfermedad, aunque estén tomando medicamentos.

Esto en un simple resfriado. Imagina las emociones estresantes que generan los diagnósticos graves, como el de Juan. Las emociones estresantes se amplifican cuando tu vida o tu salud corren peligro. Si estas emociones no se liberan adecuadamente, pueden quedar estancadas en el cuerpo, incrementando las molestias y, en algunos casos, aumentando los síntomas de la enfermedad.

Los eventos traumáticos tienen el mismo principio: son emociones fuertes generadas por un evento específico, pero que se quedan estancadas en el cuerpo; por lo que, pensamientos o eventos similares desatan la emoción, como si el evento que la inició, estuviera pasando en este preciso momento. Aquí es donde el *tapping* obtiene grandes resultados, ya que libera de manera segura las emociones estancadas y da paso al correcto funcionamiento del sistema inmunológico y en algunos casos, con el simple hecho de liberar la emoción, las molestias o síntomas desaparecen inmediatamente.

Con Juan empezamos a buscar cuáles eran las emociones que sentía cuando relacionaba sus actividades diarias con las limitaciones que tenía al no poder desarrollarlas como lo hacía anteriormente. Las emociones que surgieron fueron dos principalmente: miedo y desesperación. Miedo a no poder hacerlas bien nunca más y desesperación porque las quería hacer en ese momento y no podía.

Trabajamos relacionando el miedo con el accidente y cómo él recordaba haberlo tenido desde que le dieron el diagnóstico. Con *tapping* comenzamos a limpiar estas emociones y la correlación que tenían con el accidente. Hasta que llegamos a un punto donde podía recordar el accidente sin sentir la emoción. En *tapping* este es el momento más importante del proceso, ya que es cuando la persona se ha liberado por completo de la relación emoción-pensamiento.

Sin caer en los detalles, antes de finalizar la sesión de una hora, él empezó a notar que ya tenía de nuevo sensibilidad en el pie, fruto de haber liberado correctamente las emociones estancadas que limitaban su correcta recuperación. «Tenía meses que no sentía mi pie y ahora lo siento como si nada hubiera pasado», me dijo antes de despedirse, con lágrimas en sus ojos. Mientras su novia lo escuchaba, por sus mejillas también corrían lágrimas.

Si el *tapping* puede hacer esto por alguien que tenía una condición médica comprobable, imagina lo que puede hacer por ti que quieres bajar de peso.

Tapping se enfocará en las emociones que te han impedido no tener el peso que siempre has soñado. También te ayudará cuando tengas algún antojo o cuando tengas que tomar una decisión acerca de alguna comida. Te ayudará aun cuando ya te hayas comido algo que sabes que no debiste comerte, ya que puedes utilizarlo para que no tengas ese sentimiento de culpa o de frustración y que al final solo sea un alimento más que puedas digerir con facilidad si no le sumas ninguna emoción estresante. ¿Te gustaría sentirte así?

Tapping te ayudará a verte en el espejo y a quererte a ti mismo. Olvídate de los aparatos milagrosos que anuncian en la tele con los que *podrás bajar de peso con tan solo 20 minutos de ejercicio* o de las dietas en las que *en un mes prometen que tendrás la figura de la chica de la foto.*

Tapping es la clave para que puedas lograr el peso que siempre has soñado.

¿Cómo haré *tapping* para bajar de peso? En los siguientes capítulos te guiaré con secuencias específicas para diferentes aspectos, que te ayudarán a bajar de peso sin que tengas que ir con un terapeuta certificado. Te guiaré como lo hago con las personas que asisten a mis talleres, para que lo vivas en carne propia y puedas practicarlo por tu parte sin la necesidad de seguir una guía en un futuro.

Comencemos por lo que se le conoce comúnmente como **la receta básica**. La receta básica, llamada así por Gary Craig, es la forma completa de hacer una ronda de *tapping,* sin importar el problema a tratar.

La receta básica consta de nueve puntos en los meridianos, mientras que la **receta completa contempla catorce puntos.** En este libro solamente aprenderemos la receta básica, que es la más usada por los terapeutas a nivel mundial y la más simple de aprender si vas a utilizar *tapping* para ti. Más adelante, en este capítulo, encontrarás las instrucciones para ubicar los puntos terminales de los meridianos de la receta básica. Considerados en su conjunto y realizados en el orden presentado, forman la **secuencia básica**.

Si lo prefieres, puedes ver el video introductorio de los puntos de *tapping* en mi página www.jaimefonte.com o en mi página de Facebook/enojarsenuncamas, donde adicionalmente podrás ver el proceso de *tapping* visualmente, lo cual te ayudará a que lo entiendas más fácilmente si eres nuevo en esto.

Escala SUD

Joseph Wolpe estableció las SUD's (*Subjective Unit of Distress*) o Unidad Subjetiva de Angustia, en 1969. Las SUD's son una escala de intensidad basada en un sistema de números del 1 al 10. Esta escala es establecida por la persona misma, lo que lo hace un método muy simple de utilizar.

El propósito de usar una escala de intensidad es reconocer cuánto te está molestando el problema, al momento de probarlo. LA INTENSIDAD QUE SIENTES AHORA (no cuando el evento ya sucedió). Al conocer en qué número de la escala está la intensidad, podremos ver el progreso de EFT, al avanzar la sesión.

Conocer o preguntar las SUD's es parte importante del proceso de EFT, principalmente porque así sabremos si estamos trabajando con la emoción indicada o si existe alguna otra bajo la superficie. Cabe mencionar que EFT funciona con o sin conocer las SUD's, por lo que, si en algunas ocasiones omites este paso, sabrás que EFT va a funcionar, a pesar del paso omitido. Sin embargo, es una buena idea que formes el hábito de preguntarte al principio y al final de cada ronda, qué niveles de incomodidad o malestar tienes en ese momento.

En la mayoría de las secuencias de *tapping* que verás en este libro, te pediré que le des un número a lo que estés sintiendo, pero en otras iremos directamente a hacer *tapping*.

¿Qué son los reversos psicológicos?

Antes de comenzar con la secuencia de *tapping* debemos trabajar con el **Reverso Psicológico,** el cual explicaré a detalle
posteriormente. Por lo pronto, solamente es necesario que sepas que está presente en la mayoría de nosotros y que se debe
a pensamientos negativos y derrotistas, que frecuentemente
ocurren de manera subconsciente y por lo tanto no nos damos
cuenta de ellos (es como tener las pilas colocadas con la polaridad invertida).

Para tratar el Reverso Psicológico existe la preparación en
tapping y es el principio de todas sus secuencias. En la preparación **se repite una afirmación** (o frase preparatoria) tres
veces, al mismo tiempo que se hace *tapping* en el **Punto del
Karate,** el cual está ubicado en el centro del costado de la
mano.

La afirmación (o frase preparatoria) incluye una frase recordatoria y una afirmación. Algo como lo que sigue:

*Aunque tengo este _____ , me acepto, me quiero y me
perdono a mí mismo(a).*

*Aunque esté sintiendo _____ , me acepto, me quiero y me
perdono a mí mismo(a).*

*Aunque me sienta _____ , me acepto, me quiero y me per-
dono a mí mismo(a).*

La frase recordatoria

La frase recordatoria (lo que llenarás en el espacio en blanco) es lo que realmente comienza el proceso de *tapping*. En este inicio lo que vamos a reconocer es que estamos sintiendo algo en ese momento. Lo primero que haremos es ponerle nombre a eso que estamos viviendo o sintiendo.

Por ejemplo, si fuera un dolor en el cuello sería muy sencillo y diríamos: «Este dolor que siento en la parte posterior del cuello…».

Cuando el malestar es una emoción, la detectamos y decimos algo parecido a esto: «Esta ansiedad por no poder bajar de peso…».

Cuando un jugador de futbol tira un pase, apunta hacia otro jugador en particular. No tira el pase al aire sin más y espera que le caiga a alguien. De igual manera, **la receta básica necesita ser dirigida a un problema específico,** de lo contrario, irá rebotando sin dirección con poca o sin efectividad alguna.

La frase recordatoria es simplemente una frase corta o una palabra que describe el problema y que repites en voz alta cada vez que haces *tapping* en uno de los puntos en la secuencia; de esta manera le recuerdas a tu sistema continuamente el problema en el que estás trabajando.

Quiero enfatizar la importancia de reconocer y aceptar lo que estés sintiendo. Hacerlo es realmente poderoso, ya que si niegas lo que sientes, le das más poder a esa emoción en lugar de ayudarla a que desaparezca. Al principio, hay que ponerle más atención a este proceso para lograr mejores resultados en el futuro, ya que, regularmente, sabemos que nos sentimos incómodos de alguna manera pero no estamos acostumbrados a darle un nombre a ese sentimiento y tenemos la tendencia a huir de él, en lugar de reconocerlo. Así que, cuando te pida que reconozcas una emoción, deberás ubicarla en tu cuerpo y darle un nombre. Puede ser difícil, al principio, pero con un poco de práctica lo podrás hacer fácilmente.

Veamos un ejemplo para que lo puedas poner en práctica. Quiero que recuerdes alguna ocasión en la que tuviste un antojo de comerte algo y no pudiste resistir la tentación y te lo acabaste comiendo. Quiero que analices y sientas en estos momentos lo que experimentaste una vez que te diste cuenta de que habías hecho algo malo para tu salud.

Es muy probable que lo vuelvas a vivir en estos momentos y que puedas intentar darle un nombre y ubicar un lugar específico donde lo sientes. Si lo que sientes es culpa, es posible que la estés sintiendo en el estómago o en el pecho. Estos son los lugares más comunes donde las personas sienten la culpa o el enojo, ya que estas dos emociones van de la mano; la culpa no es más que estar enojado con uno mismo por haber o no haber hecho algo.

Ya que la ubicaste, vamos a darle un nombre. En el caso de la culpa puedes utilizar: «Esta culpa que siento en mi estómago por haber comido helado».

O si prefieres usar: «Me siento enojado conmigo mismo porque me comí ese helado».

Despreocúpate si no puedes darle el nombre correcto a lo que estás sintiendo, ya que el *tapping* es la terapia del perdón, así que, aunque no le des el nombre correcto, *tapping* va a funcionar de todos modos. Es posible que, conforme tengas más experiencia o conforme vayas avanzando en las secuencias, te venga el nombre de la emoción sin pensarlo.

Y esto lo vamos a decir para que quede asentado: Al aceptarnos a nosotros mismos teniendo este sentimiento, no significa que estemos de acuerdo con lo que nos está pasando o que no queremos cambiarlo; todo lo contrario, lo aceptamos para cambiarlo, pero aceptamos también que podemos ser imperfectos y tener emociones que no nos hacen sentir bien.

Al aceptar lo que sientes estás aceptándote a ti mismo. Al principio es común que algunas personas me pregunten por qué nos enfocamos en lo negativo al hacer EFT-*Tapping*, en lugar de intentar ver lo positivo. Yo mismo tuve esta duda por algún tiempo, hasta que escuché a mi maestra Dale Teplitz decir una frase que me hizo entenderlo: *Si tienes tu jardín lleno de hierbas, no podrás ver el bello pasto que se encuentra oculto debajo de ellas. Al negar que existen las hierbas, estas no van a desaparecer. Necesitas reconocer que existen las hierbas y saber que las tienes, para poder quitarlas.*

Lo mismo sucede con EFT-*Tapping,* tienes que ver primero qué es lo que te está causando los bloqueos; una vez que los ves, EFT-*Tapping* los va a ir removiendo hasta que veas el maravilloso ser que se escondía debajo de ellos. Al aceptarnos a nosotros mismos, aunque estemos pasando por esa situación, significa que nos queremos, que por eso mismo queremos cambiar esa situación y cambiar lo que sentimos por algo mejor.

> *Quiérete a ti mismo como si tu vida dependiera de ello...*
> *porque sí depende de eso.*
>
> Anita Moorjani

Quererte a ti mismo es posiblemente lo más importante para bajar de peso y conseguir tus sueños.

Seguramente has escuchado que no puedes amar a los demás si no te amas a ti mismo. Para mí, esta frase es como un buen regalo envuelto con un papel usado, ya que acarrea una connotación de obligación: «tienes que» amarte a ti mismo. Yo prefiero: *Entre más te ames a ti mismo, más podrás amar a los demás y los demás podrán amarte a ti más.*

El doctor Robert Holden realizó un estudio en el que les preguntaba a las personas simples cuestiones acerca de cómo se percibían a ellos mismos en cuanto a quererse a sí mismos y a los demás. El estudio arrojó, en resumen, las siguientes conclusiones:

1. Es más fácil para las personas amar a los demás que amarse a ellos mismos.

2. Entre más te amas a ti mismo, más fácil es amar a los demás.

Así que, en conclusión, amarte a ti es de suma importancia para ti mismo y también para las personas cercanas a ti. El *tapping* te ayudará de manera, tanto consciente como inconsciente, a amarte más a ti mismo, aunque tengas situaciones que no te gusten en tu vida. Por lo tanto, te invito a que cada vez que hagas *tapping* utilices la frase:

«Aunque esté sintiendo _____ , me acepto, me quiero y me perdono a mí mismo(a)».

Si al principio te cuesta trabajo o te causa angustia decir «me perdono a mí mismo(a)», como he visto que les sucede a muchas personas en mis talleres, déjalo a un lado por un tiempo, hasta que en un futuro lo puedas decir sin que te cause angustia, ya que, créeme, esta simple frase puede ser de lo más poderoso que hagas en tu vida para vivir en paz contigo mismo.

Por ejemplo, si estás trabajando sobre la ansiedad que sientes al tener un antojo, la afirmación de la preparación sería así:

«Aunque tengo esta ansiedad por tener un antojo, me acepto, me quiero y me perdono a mí mismo(a)».

Como la mente subconsciente tiende a ser literal, las rondas posteriores de la receta básica tienen que dirigirse al hecho de que estás trabajando sobre lo que queda del problema. Por consiguiente, se tiene que ajustar la afirmación de la preparación, así como la frase recordatoria:

«Aunque todavía me queda algo de este _____ , me acepto, me quiero y me perdono a mí mismo(a)».

Los puntos de *tapping*

Al hacer *tapping* hacemos pequeños golpeteos con la punta de los dedos o con alguna parte de ellos. Este golpeteo es firme, pero sin que sea doloroso. Imagina que estás siguiendo el ritmo de una canción con tus dedos tocando una mesa. O imagina que estás en tu computadora y tecleas la misma letra varias veces: la tocas, la sueltas, la tocas, la sueltas, sucesivamente.

Los puntos de *tapping* no son un punto exacto, son más bien referencias de donde se encuentran los meridianos, es por eso que, quienes lo practicamos, normalmente usamos dos o tres dedos para hacer *tapping* en los puntos, para asegurarnos de que estamos llegando al meridiano correspondiente.

Punto del karate (K)

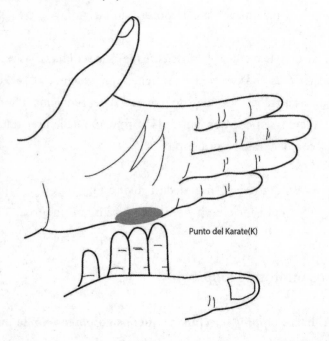

Punto del Karate(K)

El Punto del Karate (**K**) está ubicado en el centro del costado de la mano (cualquiera de las dos), entre la muñeca y donde comienza el dedo meñique, esto es, en la parte carnosa de la mano. Dicho de otra forma: la parte de la mano que utilizarías para dar un golpe de karate a una tabla. En este punto hacemos tapping con dos o tres dedos.

Puntos para la secuencia de *tapping*

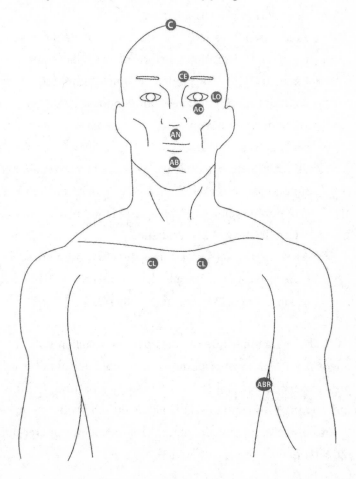

✳ Parte alta de la cabeza (**C**). Es la parte más alta de la cabeza, justo en el centro.

✳ Ceja (**CE**). Está al principio de la ceja, justamente encima y a un lado de la nariz.

✳ Lado del Ojo (**LO**). En el hueso junto al orificio donde se encuentra el ojo.

✳ Abajo del Ojo (**AO**). Abajo del ojo, aproximadamente a dos centímetros de la pupila.

✳ Abajo de la Nariz (**AN**). En el área pequeña entre la base de la nariz y el labio superior.

✳ Abajo de la Boca (**AB**). En el mentón, abajo del labio inferior, en la depresión que forma la barbilla.

✳ Clavícula (**CL**). Este punto es el único complicado de encontrar, primero ubica el punto donde se unen las clavículas derecha e izquierda, baja aproximadamente dos centímetros en línea recta, ahora mueve tu dedo otros dos centímetros hacia la izquierda o derecha (cualquiera funciona) y ahí está el punto. Pero, despreocúpate, en este punto mejor haz *tapping* con la palma abierta y así seguro le atinarás al meridiano.

✳ Abajo del brazo (**ABR**). Está a unos 10 centímetros debajo de la axila, en el costado del cuerpo (aproximadamente a la altura del sostén, en las mujeres).

Cabe mencionar que muchas personas suelen tener bloqueos fuertes en los meridianos y es posible que al hacer *tapping* experimenten dolor. Esto también es natural. La única indicación al respecto es seguir haciendo *tapping* hasta que el dolor desaparezca, obviamente, sin lastimarte por querer quitar el bloqueo.

¿Cuántas veces hago *tapping* en cada punto? No existe una respuesta exacta a esta pregunta. Existen algunos parámetros usualmente mencionados en los libros y talleres de esta técnica. El número más usado, comúnmente, es siete. Hacer *tapping* siete veces en cada punto de *tapping*. Imagina que tienes que teclear la misma letra siete veces. Pero si tú quieres hacer *tapping* en un punto diez o quince veces, adelante, como te sientas a gusto. En *tapping* no hay equivocaciones.

¿Qué decimos cuando hacemos la secuencia de *tapping*?

La pregunta más común que me hacen acerca del *tapping* es *¿qué digo?* Mi respuesta siempre empieza con mi frase favorita del doctor Callahan, el padre del EFT:

> *Tapping es por sí misma la terapia del perdón, así que no hay que preocuparnos por si no decimos las frases correctas, ya que estamos perdonados de antemano.*

Dicho esto y sabiendo que no hay errores en el *tapping*, aunque no sepamos qué decir o digamos lo que creemos que es una barbaridad, siempre tendremos resultados positivos con esta técnica. Es más sencillo, para quienes la practicamos, tener cuando menos una referencia, no una receta perfecta de cocina, pero sí una guía para sentirnos confiados de poder practicarla con mayor frecuencia y tener resultados positivos en más aspectos de nuestra vida diaria y de la vida de los que nos rodean.

Hay un par de claves que son importantes y que nos sirven para establecer una base. Lo que más se utiliza por terapeutas y practicantes es decir el nombre de la emoción o de lo que les está molestando cuando se toca cada punto de *tapping*, por ejemplo, si lo que sientes es culpabilidad por haber cedido ante un antojo, lo que pudieras repetir en cada punto de *tapping*, sería:

«Esta culpa» o « me siento culpable».

También puedes añadir por lo que te sientes culpable, como:

«Esta culpa por haberme comido este helado».

Esto lo repetirás en cada punto de *tapping*. Una vez que hayas terminado dos o tres rondas (pasar por todos los puntos), regresa para ver cómo te sientes. Si las SUD's han bajado y son menos que cinco, entonces puedes añadir en algunos puntos algunas frases positivas que te ayuden a sentirte mejor, como:

«Quiero dejar ir esta culpa». «Decido dejar ir esta culpa». «Me quiero sentir bien conmigo mismo».

En general, esto es solamente una guía de lo que puedes decir, pero siempre puedes utilizar tus propias palabras o frases. Estas indicaciones que incluyo en el libro, las incluyo haciendo caso a tantas personas que necesitan una guía en un principio y que les ayudará a utilizar *tapping* más a menudo y en más situaciones, que si no la tuvieran.

Si en lugar de lo que dicen las guías, tú utilizas tus propias palabras, mejor. Una guía te dará una directriz de hacia dónde ir, pero puedes hacerlo con tus propias palabras, siempre recuérdalo.

En resumen, una secuencia de *tapping* es:

1. Hazte consciente de lo que estás sintiendo, dale un nombre y, de preferencia, ubica la sensación en el cuerpo. Dale un número del 1 al 10, donde 1 es muy poca molestia y 10 es algo muy grave.

2. El nombre que le diste será la frase recordatoria y la utilizarás en el Punto del Karate diciendo: «Aunque esté sintiendo _____ , me acepto, me quiero y me perdono a mí mismo(a)». Mientras se hace *tapping* en este punto, se dice esta frase recordatoria tres veces antes de pasar a los demás puntos.

3. Haz *tapping* en cada uno de los puntos de la secuencia mientras dices en voz alta (o en silencio si no puedes en voz alta), la sensación, emoción o molestia. Comienza por la parte alta de la cabeza y así sucesivamente en cada punto de la secuencia, hasta llegar al punto de abajo del brazo. A esto se le conoce como una secuencia completa. Haz una o dos secuencias más de la misma manera. Hacer tres secuencias seguidas es la práctica más común en *tapping*, aunque no es una regla exacta; puedes hacer dos, tres o 10 si así lo deseas. Recuerda siempre que en *tapping* no existen los errores.

Personalmente, antes de hacer el Punto del Karate, a mí me gusta empezar haciendo tres respiraciones lentas y profundas para anclarme en el presente. De la misma manera, terminar las tres secuencias de *tapping* con tres respiraciones lentas y profundas. Te recomiendo que lo hagas tú también y decidas si esto funciona para ti o no.

En el siguiente capítulo te mostraré algunos ejemplos de situaciones comunes, reiterando que son solo guías y no tienes que hacerlos literalmente. Tú puedes cambiar, añadir o quitar las frases que te hagan más sentido, sabiendo que, en *tapping*, no existen las equivocaciones.

12
Ejemplos de EFT-*Tapping*

Secuencia de *Tapping*

✳ PUNTO DEL KARATE (K)

✳ CABEZA (C)

✳ CEJA (CE)

✳ LADO DEL OJO (LO)

✳ ABAJO DEL OJO (AO)

✳ ABAJO DE LA NARIZ (AN)

✳ ABAJO DE LA BOCA (AB)

✳ CLAVÍCULA (CL)

✳ ABAJO DEL BRAZO (ABR)

He aquí algunos ejemplos de *tapping* para diversas situaciones. La mayoría de estos están enfocados en problemas comunes que puedes eliminar para bajar de peso. Algunos de ellos te harán sentido y posiblemente otros no. Haz la técnica en los que realmente hagan eco en ti.

Para el manejo del estrés o ansiedad por no bajar de peso

Esta secuencia es de suma importancia si quieres bajar de peso, ya que las emociones más recurrentes en aquellos que quieren bajar de peso son el estrés y la ansiedad. Ambas emociones comparten la misma reacción biológica en el cuerpo, por lo que las trataremos como una sola. Una vez más, si quieres cambiar las palabras, adelante, es tu sesión y tú tienes el poder de escoger.

Comienza con tres respiraciones más lentas y profundas que de costumbre. Después, analiza tu cuerpo para poder darle un número a la sensación que estás sintiendo, donde 1 es prácticamente sin sensación de malestar y 10 es lo máximo que pudieras soportar. En este caso habrá que ponerle un número al estrés que estás sintiendo en estos momentos, cuando traes a tu mente la dificultad para bajar de peso. Inmediatamente después comienza con las secuencias de *tapping*.

❋ ❋ ❋

K	Aunque tenga estrés por no bajar de peso, me quiero, me acepto y me perdono a mí mismo. (Repetir tres veces)

RONDA 1	
C	Este estrés
CE	Este estrés
LO	Este estrés
AO	Siento estrés en mi cuerpo
AN	En todo mi cuerpo
AB	Siento este estrés
CL	Por no poder bajar de peso
ABR	Me siento estresado

RONDA 2	
C	Estoy sintiendo estrés
CE	Lo siento en mi cuerpo
LO	Por no poder bajar de peso
AO	Este estrés
AN	Que siento en mi cuerpo
AB	Este estrés
CL	Por no poder bajar de peso
ABR	Este estrés

RONDA 3	
C	Este estrés
CE	Siento estrés en mi cuerpo
LO	Este estrés
AO	Por no poder bajar de peso
AN	Por sentirme con peso de más
AB	Por no poder bajar de peso
CL	Este estrés
ABR	Este estrés

Toma una respiración profunda y revisa si los niveles de la sensación son menores a cinco. En caso de que aún sean mayores a cinco, entonces repite la secuencia anterior. Si son menores que cinco, entonces pasa a la siguiente secuencia.

✳ ✳ ✳

K	Aunque todavía sienta algo de estrés por no poder bajar de peso, me quiero, me acepto y me perdono a mí mismo. (Repetir tres veces).

RONDA 1	
C	Este estrés
CE	Me cuesta tanto trabajo bajar de peso
LO	Lo que me queda de estrés
AO	Por no poder bajar de peso
AN	Este estrés
AB	Me cuesta tanto trabajo bajar de peso
CL	El no hacerlo, me causa estrés
ABR	Por no poder bajar de peso

RONDA 2	
C	Este estrés
CE	Por no poder bajar de peso
LO	Me cuesta tanto trabajo bajar de peso
AO	Quisiera saber que es fácil bajar de peso
AN	Y vivir sin estrés
AB	Aunque me esté costando trabajo
CL	Quisiera dejarlo ir
ABR	Este estrés

RONDA 3	
C	Decido dejarlo ir
CE	Todo este estrés
LO	Decido dejarlo ir
AO	saber que es fácil bajar de peso
AN	vivir en paz
AB	Saber que es fácil bajar de peso
CL	Decido vivir en paz y bajar de peso
ABR	Vivir sin estrés

Toma una respiración profunda y revisa si los niveles de angustia o malestar han desparecido; de lo contrario, puedes repetir esta última secuencia hasta que llegues a cero.

Como lo mencioné al principio de la secuencia, hacer *tapping* para quitar el estrés de no poder bajar de peso es una de las herramientas más poderosas que puedes llevar a cabo en este proceso de llegar a tu peso ideal, sin sufrimiento.

Te recomiendo que lo hagas diariamente, aun y cuando no hayas terminado de leer el libro, para que empieces a vivir libre de estrés. También es importante que lo hagas inmediatamente después de que te des cuenta de que estás sintiendo estrés relacionado con bajar de peso. Si logras hacer esto, estarás evitando que este te impida bajar de peso.

Cambia las palabras por las tuyas, dale nombre a lo que sientes y si otras emociones o recuerdos surgen, haz *tapping* en ellas. Esto es muy común y se les llama **aspectos.** Elimina todos los aspectos que vayan surgiendo y verás qué rápido bajarás de peso.

Para el enojo o la frustración por no poder bajar de peso

El ejemplo que sigue es para trabajar una situación de enojo o frustración por no poder bajar de peso, algo que todos en esta circunstancia han vivido en algún momento. El enojo es una de las emociones que más bloqueos produce. Aunque esta secuencia de *tapping* es específica para el enojo por no poder bajar de peso, se puede usar para cualquier otra situación que te esté causando este sentimiento, ya que cualquier irritación que experimentes tiene efectos en tu peso.

Te recomiendo que si algo o alguien te hizo enojar, utilices esta secuencia de *tapping* con tus propias palabras, para que puedas liberarlo lo antes posible.

También la puedes utilizar cuando te sientas culpable por haberte comido algo que sabías que no te debiste haber comido. Esto te ayudará a eliminar esa culpa contigo mismo y liberarla de tu sistema.

Comienza con tres respiraciones más lentas y profundas que de costumbre. Después, analiza tu cuerpo para poder darle un número a la sensación que estás sintiendo, donde uno es prácticamente sin malestar y 10 es lo máximo que pudieras soportar. Inmediatamente después comienza con las secuencias de *tapping*.

✳ ✳ ✳

K	Aunque sienta este enojo, me quiero, me acepto y me perdono a mí mismo. (Repetir tres veces).

RONDA 1	
C	Este enojo
CE	Por no poder bajar de peso
LO	Este enojo
AO	Siento enojo en mi cuerpo
AN	En todo mi cuerpo
AB	Siento este enojo
CL	Estoy enojado conmigo
ABR	Por no poder bajar de peso

RONDA 2	
C	Estoy sintiendo enojo
CE	Conmigo mismo
LO	Por no poder bajar de peso
AO	Este enojo
AN	Que siento en mi cuerpo
AB	Conmigo mismo
CL	Que siento por lo que pasó
ABR	Este enojo

RONDA 3	
C	Este enojo
CE	Siento este enojo en mi cuerpo
LO	Este enojo
AO	Que siento
AN	En mi cuerpo
AB	Por no poder bajar de peso
CL	Este enojo
ABR	Por no poder bajar de peso

Haz una respiración profunda y revisa si los niveles de la sensación son menores a cinco. En caso de que aún sean mayores a cinco, entonces repite la secuencia anterior; si son menores a cinco, entonces pasa a la siguiente secuencia.

Cabe mencionar que no hay un número exacto de veces que tengas que repetir las secuencias, esto dependerá de cada situación y de cada persona.

✳ ✳ ✳

K	Aunque todavía sienta algo de enojo, me quiero, me acepto y me perdono a mí mismo. (Repetir tres veces).

RONDA 1	
C	Este enojo
CE	Conmigo mismo
LO	Este enojo
AO	Siento enojo en mi cuerpo
AN	Conmigo mismo
AB	Me gustaría perdonarme
CL	Por no poder bajar de peso
ABR	Por lo que hice

RONDA 2	
C	Este enojo
CE	Que siento en mi cuerpo y en mi ser
LO	Este enojo
AO	Quisiera dejarlo ir
AN	Y vivir en paz
AB	Aunque me esté costando trabajo bajar de peso
CL	Quisiera dejarlo ir
ABR	Y bajar de peso

RONDA 3	
C	Este enojo que estoy sintiendo
CE	Por no poder bajar de peso
LO	Decido dejarlo ir
AO	Y abrirle las puertas a la paz
AN	Y vivir en paz
AB	Y bajar de peso
CL	Bajar de peso
ABR	Sin enojo

Toma una respiración profunda y revisa si los niveles de angustia o malestar han desparecido; de lo contrario, puedes repetir esta última secuencia hasta que llegues a cero.

Ten en cuenta que es posible que te sigas enojando por no poder bajar de peso o que el recuerdo de no haber bajado de peso fácilmente en el pasado detone este enojo. Si esto sucede te sugiero que vuelvas a hacer estas secuencias de *tapping*, justo cuando te des cuenta de que te estás empezando a enojar. Si te sucede y no tienes este libro a la mano, puedes hacer *tapping* por tu cuenta, aunque solamente repitas «este enojo» en cada uno de los puntos de *tapping*. Esto ayudará a disminuir el enojo lo suficiente para que después, ya con tiempo, puedas regresar a esta sección y hacerlo de nuevo.

Te recuerdo, como lo he mencionado anteriormente, que lo más importante no es lo que dices, sino que sí hagas *tapping*.

Para lidiar con esa persona que «nos prende» fácilmente

Como lo he dicho, cualquier enojo puede interferir para que puedas bajar de peso libremente, por lo que incluí en este capítulo una secuencia de *tapping* para lidiar con las personas que nos *prenden* fácilmente. Muchas de las veces en las que nos enojamos esto sucede debido a una misma persona. Esa que puede presionar el botón que nos prende fácilmente. Sabemos que va a decir o a hacer algo que nos va a encender o, que algo que hagamos o digamos, no le va a gustar.

Esta secuencia de *tapping,* para lidiar con esas personas que prenden nuestros botones fácilmente, se puede hacer cuando sabes que la vas a ver o una vez que ya te enojaste con ella. Idealmente la puedes hacer a diario por algún tiempo, para evitar que te haga enojar fácilmente. Es una herramienta muy poderosa que, en incontables situaciones en mis consultas, he comprobado que mejora significativamente las relaciones de las personas que la han puesto en práctica.

Comienza con tres respiraciones más lentas y profundas que de costumbre. Después, analiza tu cuerpo para poder darle un número a la sensación que estás sintiendo, donde uno es prácticamente sin sensación de malestar y 10 es lo máximo que pudieras soportar.

Te pido que imagines que estás con esa persona y que analices cómo te sientes en ese momento, con tan solo pensar en ella. Localiza dónde sientes el malestar. Inmediatamente después comienza con las secuencias de *tapping.*

✳ ✳ ✳

K	Aunque esté tan molesto con esta persona (…), me quiero, me acepto y me perdono a mí mismo.

K	Aunque esta persona me prende fácilmente, me quiero, me acepto y me perdono a mí mismo.

K	Aunque le haya dado el control de mi enojo a esta persona, me quiero, me acepto y me perdono a mí mismo.

RONDA 1	
C	Todo lo que hace esta persona
CE	Nada de lo que hago le gusta
LO	Siempre me prende
AO	Nada de lo que digo le gusta
AN	Nada de lo que hago le gusta
AB	Siempre me prende
CL	Sabe qué botón apretar para prenderme
ABR	Este enojo

RONDA 2	
C	Nada le gusta
CE	Sabe qué botón apretar para prenderme
LO	Pero me doy cuenta de que es mi botón
AO	Quisiera quitarle ese poder sobre mí
AN	Quizá tenga el derecho de estar molesto
AB	Pero también tengo el derecho de estar en paz
CL	Es mi decisión estar en paz
ABR	Conmigo mismo

RONDA 3	
C	Tengo el derecho de estar en paz
CE	Y quitarle el control a esta persona
LO	De mis emociones
AO	Decido estar en paz
AN	Escojo la paz
AB	Me siento en paz
CL	Decido estar en paz
ABR	En paz

Toma una respiración profunda y revisa las sensaciones en tu cuerpo. Hazte consciente de la parte del cuerpo donde tenías la sensación y siente si esta ha disminuido, desparecido o ha cambiado de lugar. Si aún es intensa, te sugiero que repitas esta secuencia.

Lo que más ha ayudado a mis clientes para lidiar con estas personas, es que hacen esta secuencia justo antes de hablarles. Una vez que están con ella, hacen *tapping* en el Punto del Karate. Esto es de forma discreta, abajo de la mesa o sin que la otra persona se dé cuenta. Aunque no sea una sesión completa de *tapping* y no digas nada, funciona.

Para bajar de peso

Ahora sí, una vez que has comenzado el proceso de transformar tus emociones limitantes y a deshacerte de los efectos negativos del estrés y el enojo, puedes comenzar a utilizar esta secuencia específica para bajar de peso.

Al igual que antes, te sugiero que utilices tus propias palabras para que la sesión sea personalizada y tenga mejores efectos. Utiliza mis palabras como guía para insertar las tuyas.

Comienza con tres respiraciones más lentas y profundas que de costumbre. Después, analiza tu cuerpo para poder darle un número a la sensación que estás sintiendo, donde uno es prácticamente sin sensación de malestar y 10 es lo máximo que pudieras soportar. En este caso habrá que ponerle un número a la ansiedad que sientes en estos momentos por no haber podido bajar de peso o a la frustración de haber hecho dietas y ejercicio y no haber bajado de peso. Inmediatamente después comienza con las secuencias de *tapping*.

❊ ❊ ❊

K	Aunque quiero bajar de peso y me ha costado mucho trabajo en el pasado, me quiero, me acepto y me perdono a mí mismo. (Repetir tres veces).

RONDA 1	
C	Siento que es difícil bajar de peso
CE	He intentado bajar de peso y no he podido
LO	Sigo teniendo sobrepeso
AO	He intentado todo
AN	Y aun así tengo sobrepeso
AB	Siento este sobrepeso
CL	Y siento que es difícil bajar de peso
ABR	Siento que es difícil

RONDA 2	
C	Esta ansiedad
CE	Que me provoca tener sobrepeso
LO	Siento que es casi imposible
AO	Y esto me causa frustración
AN	No poder bajar de peso fácilmente
AB	Esta ansiedad
CL	Porque me siento con sobrepeso
ABR	Quiero bajar de peso

RONDA 3	
C	Esta ansiedad
CE	Por lo difícil que creo que es bajar de peso
LO	Siento que es difícil
AO	Y esto me crea ansiedad
AN	Esta ansiedad
AB	Esta ansiedad por el sobrepeso
CL	Por esta idea que tengo de que es difícil bajar de peso
ABR	Esta idea

Toma una respiración profunda y revisa si los niveles de sensación son menores a cinco. En caso de que aún sean mayores a cinco, entonces repite la secuencia anterior. Si disminuyeron a menos de cinco, entonces pasa a la siguiente secuencia.

✳ ✳ ✳

K	Aunque quiero bajar de peso y todavía pienso que no es fácil bajar de peso, me quiero, me acepto y me perdono a mí mismo. (Repetir tres veces).

RONDA 1	
C	Esta frustración
CE	Que siento
LO	Por no poder bajar de peso
AO	Esta idea de que es difícil bajar de peso
AN	Esta frustración
AB	Quiero dejarla ir
CL	Decido dejarla ir
ABR	Y bajar de peso

RONDA 2	
C	Yo decido cambiar esta idea
CE	Yo decido cambiarla
LO	Por la idea de que es fácil bajar de peso
AO	Quiero creer que es fácil bajar de peso
AN	Es fácil bajar de peso
AB	Yo decido bajar de peso
CL	Porque es fácil bajar de peso
ABR	Yo decido bajar de peso

RONDA 3	
C	Bajo de peso fácilmente
CE	Siento que es posible bajar de peso
LO	Yo decido bajar de peso
AO	Fácilmente
AN	Es fácil bajar de peso
AB	Yo puedo bajar de peso
CL	Fácilmente
ABR	Yo decido sentirme bien con mi peso

RONDA 4	
C	Decido bajar de peso
CE	Es momento de tomar esta decisión
LO	Decido creer que es fácil bajar de peso
AO	Quiero creer que es fácil bajar de peso
AN	Es fácil bajar de peso
AB	Va a ser fácil bajar de peso
CL	Es fácil bajar de peso
ABR	Yo decido bajar de peso fácilmente

RONDA 5	
C	Bajo de peso fácilmente
CE	Creo firmemente que puedo bajar de peso
LO	Fácilmente
AO	Me siento muy bien
AN	Es fácil bajar de peso
AB	Yo puedo bajar de peso
CL	Fácilmente
ABR	Yo decido sentirme bien con mi nuevo peso

Toma una respiración profunda y revisa si los niveles han disminuido o desaparecido de lo contrario, podrás repetir esta última secuencia hasta que llegues a cero.

Para más ejemplos, te invito a que visites mi página www.jaimefonte.com, donde encontrarás una sección completa acerca de *tapping*.

Al final de este libro he añadido un **anexo** con los puntos de *tapping* y he dejado en blanco la parte de las declaraciones, para que lo puedas copiar, hacer tus propias secuencias y así tener tu manual personal para diferentes situaciones en tu vida.

Con la práctica verás que no es necesario el uso de guías. Conocerás los puntos de memoria y podrás implementar tus frases para cada situación que estés trabajando. Créeme: esto sucede más rápido de lo que parece en estos momentos. Solamente practica y pronto verás los resultados.

13

Libérate de una vez por todas de los antojos

Uno de los temas en los que el *tapping* funciona de maravilla y uno de los que más historias de éxito tiene es el referente a los antojos.

Los antojos son una de las causas más importantes por los que la gente sube de peso y probablemente la más determinante para que no logren perderlo después. Por esta razón es de suma importancia que te liberes de tus antojos, para que bajes de peso. Puedes pensar que solo de vez en cuando los tienes y que no necesitas liberarte de ellos, pero como dicen en Alcohólicos Anónimos: *Una copa es mucho y un millón nunca es suficiente*. Así que, si quieres bajar de peso definitivamente, escoge la libertad de vivir sin antojos.

«No es tan simple resistirlos solamente con fuerza de voluntad». Esta es probablemente la única forma en la que has estado tratando de superarlos hasta ahora. Tú y muchas personas más.

Los antojos son programas en nuestro cerebro, como resultado de acciones repetidas vinculadas a ciertas emociones y durante cierto periodo de tiempo. En otras palabras: «Neuronas que se disparan juntas, permanecen juntas y si eso se repite durante cierto periodo de tiempo, se crea una relación a largo plazo»[3]. Cuando estas conexiones son reforzadas por estar ligadas con emociones fuertes, se convierten en hábitos o adicciones.

Las adicciones, por definición, no pueden detenerse solamente por voluntad propia.

Un hábito y una adicción solo pueden cambiarse si cambias las conexiones entre neuronas en el cerebro. Recuerda que, cuando las neuronas dejan de interactuar juntas o en otras palabras, dejan de tener un pensamiento o una conducta en común, pierden su conexión de largo plazo.

Con *tapping* se acelerará el proceso para que estas conexiones pierdan su conexión a largo plazo. Este reconocimiento potencia el proceso de *tapping*, primeramente porque reconoces la emoción específica que el antojo causa y, en segundo lugar, porque aceptas que lo quieres cambiar.

Hay tres formas diferentes de hacer *tapping* para contrarrestar antojos:

1. Cada vez que lo decidas, incluso cuando no tengas la tentación y lo trabajes antes de que esta se presente. Es como

---

3. Esta teoría es conocida como la teoría de Hebb, en honor a Donald Hebb, quien la explicó por primera vez en su libro *La Organización de la conducta en 1949*.

prepararte para una carrera: entrenas durante un tiempo para que el día de la carrera estés listo para terminarla.

2. En el momento mismo en el que te enfrentas al antojo.

3. Después de sentir culpa por no haber resistido la tentación del antojo.

Los primeros dos funcionan básicamente de la misma manera, te ayudarán no solo a enfrentar los antojos, sino que te liberarán de la ansiedad. El tercero funciona de una manera diferente: primero te ayuda a deshacerte de la culpa que sientes y a erradicar las reacciones no deseadas en tu cuerpo y la carga de energía que estás poniendo sobre los alimentos que comes. Y en segundo lugar, te ayudará a liberarte del deseo en el futuro y a elegir conscientemente no caer en él. Ambos procesos funcionan debilitando las conexiones neuronales que crearon el hábito o la adicción, en primera instancia.

Las secuencias de *tapping* para los antojos se pueden utilizar también para deshacerte de los hábitos no deseados o de las adicciones, aunque estas no tengan que ver con comida. Como dije antes, los antojos son hábitos y algunos de ellos se pueden convertir en adicciones. *Tapping* es una de las técnicas con mejores resultados y una de las más utilizadas en la Psicología positiva para el tratamiento de las adicciones, tales como tabaquismo, alcoholismo, drogadicción y por supuesto los antojos.

Cuando te quieres deshacer de una adicción o un hábito, es importante descubrir qué es lo que los detona. Como dice la Programación Neurolingüística: ¿cuál es el ancla que te une a ese hábito específico?

Te sugiero que comiences con cosas pequeñas —no porque *tapping* no funcione en problemas fuertes—, sino para que veas por ti mismo los cambios que puedes lograr en tu vida con esta técnica. A medida que te conviertas en un experto en *tapping*, puedes probar con problemas mayores, si lo deseas. Aun así, si consideras que tienes un asunto más grande de lo que puedas trabajar tu solo, te recomiendo que busques ayuda profesional, ya sea de la rama de la Psicología o de algún terapeuta certificado en *tapping*.

Por ahora, puedes trabajar, como lo sugerí, con un hábito que te esté limitando de alguna manera. Por ejemplo: levantarte e ir a tomar una taza de café en lugar de tomar primero una ducha; resistir la tentación de hablar o enviar mensajes de texto mientras manejas; no usar el teléfono en la comida; abrocharte el cinturón de seguridad antes de arrancar el auto; lavarte las manos con calma, y así sucesivamente. Como puedes ver, aquí no hay nada que, si no quitas de tu vida, sea de vida o muerte, solo son cosas simples que podrías cambiar para ser una mejor persona.

Ser consciente de un hábito es lo más importante antes de hacer *tapping* para cambiarlo. También es importante que sepas exactamente lo que quieres implementar en lugar del hábito que tienes. En el ejemplo del café, en lugar de decir: «Ya no quiero tomarme una taza de café a primera hora en la mañana», dices: «Quiero bañarme antes de tomar la primera taza de café». En el ejemplo del automóvil, dices: «Quiero abrocharme el cinturón de seguridad, antes de que encienda el carro». Estos detalles que podrían ser muy pequeños son una gran parte del éxito del proceso de *tapping*.

Cuando hagas *tapping* para cambiar un hábito, es importante crear uno nuevo, de lo contrario, es casi como tratar de cambiarlo solamente con fuerza de voluntad. Recuerda que estás cambiando las antiguas conexiones entre neuronas y la mejor manera de hacerlo es reemplazándolas por nuevas conexiones; así, con el tiempo, las antiguas ya no se dispararán juntas y perderán su relación a largo plazo y las nuevas ahora lo establecerán.

Muchos de los hábitos que se forman y una buena parte de los antojos, son consecuencia de usar el lenguaje de forma equivocada. Esto no quiere decir que no sepas hablar correctamente, significa que no conoces todavía el lenguaje del cerebro. Y esta es la razón por la que no lo habías podido utilizar anteriormente de forma consciente. La ciencia que ha estudiado el lenguaje del cerebro, desde hace más de treinta años, es la Programación Neurolingüística.

A grandes rasgos, la Programación Neurolingüística o PNL —como se le conoce— estudia al cerebro como si fuera un programa de computadora para descifrar y conocer su lenguaje y poder así programarlo conscientemente y aprovecharlo al máximo.

PNL tiene varias premisas. De todas ellas, aquí hablaremos solamente de las que te ayudarán mayormente a bajar de peso. **Uno de los principios básicos de PNL es que el cerebro piensa en imágenes.** ¿Qué significa que el cerebro piensa en imágenes? Significa que para que el cerebro entienda algo, necesita tener una biblioteca, por así llamarlo, de conceptos, donde relaciona una palabra con una imagen.

Imagina que para el cerebro los conceptos son como jugar lotería. La persona que está cantando las cartas dice el nombre de la carta que tomó, por ejemplo, *¡la mano!* En ese momento tú escuchas el nombre de la carta y buscas rápidamente la imagen en tu tabla, si la encuentras, entonces pones una ficha sobre ella. Tu cerebro hace algo similar: escucha la palabra y a la velocidad de la luz (literalmente) busca la imagen relacionada con ella. Este sistema del cerebro funciona perfectamente con conceptos concretos como objetos, hechos, personas, etcétera. Pero no funciona tan bien con conceptos abstractos como el bien, el mal o la justicia.

A continuación enlistaré varias palabras y quiero que te vayas dando cuenta, con cada una de ellas, qué imagen viene a tu mente:

* Perro
* Mamá
* Suegra
* Niña
* Pelota
* Muñeca
* Casa
* Libro

Ahora enlistaré otras palabras y te pido que hagas lo mismo:

* Hund
* Mutter
* Schwiegermutter
* Mädchen
* Ball
* Handgelenk
* Haus
* Buch

Esta vez tu cerebro —probablemente— no encontró ninguna imagen relacionada con la palabra que estabas leyendo, claro, a menos de que hables alemán. Muy probablemente al estar leyendo cada palabra y no encontrar una imagen concreta, tu cerebro empezó a buscar imágenes relacionadas con ellas. Por ejemplo, la palabra «ball» la pudo haber relacionado con la palabra en inglés que significa pelota o alguna otra con algún sonido que significara algo para ti. El cerebro siempre está buscando estas coincidencias para poder comprender el mundo exterior, al relacionarlo con lo que almacenó en sus archivos (conexiones entre neuronas) anteriormente.

Las palabras de la segunda lista significan exactamente lo mismo y tienen el mismo orden que las de la primera lista, solamente que en alemán. Si vuelves a leerlas y las comparas con las de la primera lista, tu cerebro creará esta vez una relación de imágenes con palabras. Es posible que no te aprendas todas las palabras solo por leerlas, pero de momento tendrás una idea o imagen de lo que significa cada una.

Otra premisa de PNL: **El cerebro pasa por alto la palabra «no».** Puedo ver la cara de incredulidad de la audiencia en mis conferencias cuando les menciono este concepto. «Por supuesto que el cerebro entiende la palabra NO», podrás pensar, como me dicen varias personas.

Yo de pequeño creía que mi nombre era «no». Mis padres me lo decían todo el día, toda mi vida: *No corras, no tires la comida, no te levantes de la mesa hasta que acabes.* Tristemente esto es cierto en muchos hogares, los padres les dicen a sus hijos más veces «no» que las veces que les dicen «te quiero».

Regresando a PNL. Entiendo que es difícil de creer que realmente el cerebro pase por alto la palabra «no», ya que la utilizamos constantemente en nuestro lenguaje. Créelo, es cierto. La palabra NO en principio es un concepto abstracto. Y, como lo dice la premisa anterior, el cerebro no es efectivo cuando se trata de entender conceptos abstractos. La palabra NO, al ser un concepto abstracto, no tiene una imagen específica que el cerebro pueda relacionar con la palabra o con el sonido. Existen algunas imágenes que podemos relacionar con la palabra NO, como un anuncio de no estacionarse o un letrero con un círculo y una línea diagonal roja. Pero estos símbolos siguen siendo, hasta cierto punto, conceptos abstractos.

Vamos a comprobar este concepto para que sea más sencillo de comprender. Para este ejercicio solamente necesito que sigas mi indicación al pie de la letra: No te imagines un elefante rosa.

La vuelvo a repetir: No te imagines un elefante rosa.

¿Qué pasó? Mi indicación decía claramente: «No te imagines un elefante rosa» y lo primero que hace tu cerebro es traer la imagen de un elefante rosa. Para poder entender la indicación, el cerebro tiene que buscar imágenes que tengan relación con las palabras, así que trae las imágenes que encuentra en sus archivos, en este caso, elefante y rosa, las combina y ahora tienes en tu mente a un elefante rosa.

Para los que están leyendo este libro y que son padres o madres de familia, entender este concepto puede evitarles muchos dolores de cabeza y malentendidos con sus hijos. Vamos a suponer que tienes hijos pequeños y los llevas a pasear al parque. Lo primero que hacen muchos niños cuando les abres la puerta y ven el parque es, por supuesto, correr; entonces tú, inmediatamente quieres protegerlo y lo primero que dices es: *¡No corras!*

Y por supuesto, lo que hace tu hijo es correr. Luego, ves que va derecho a subirse a un árbol y le dices: *No te subas al árbol.* Una vez que ya se subió al árbol, porque seguramente se subirá, entonces empiezas a utilizar el lenguaje correctamente y le dices: *Te vas a caer.* Y tu hijo obedientemente, después de un rato, se cae del árbol.

Al llegar a tu casa, le dices a tu esposo o esposa: *¡Tu hijo nunca me hace caso!* ¡Por supuesto que te hizo caso! No una, sino tres veces. Para el cerebro de tu hijo, lo que entendió, fue muy diferente a lo que tú querías decir. El entendió: ¡Corre! ¡Súbete al árbol! ¡Te vas a caer! Las tres veces que le diste una orden te hizo caso. Solamente que su cerebro entendió lo contrario a lo que tú querías decir.

Ahora, que el cerebro pase por alto la palabra NO y que ahora tú sepas esto, no significa que sea sencillo aplicarlo. Hemos aprendido el lenguaje desde pequeños, de nuestros padres; por supuesto que ellos no tienen la culpa, ellos aprendieron de los suyos, también, pero al tener grabado en nuestro cerebro la forma en la que damos indicaciones a nuestros hijos, se ha vuelto parte del inconsciente del cerebro.

La parte inconsciente de nuestro cerebro no es otra cosa que el almacenamiento de conductas o pensamientos, que hemos repetido tantas veces, que no necesitamos pensar en cómo hacerlas y las hacemos de manera natural, como caminar, leer, escribir, hablar, andar en bicicleta, etcétera.

Para poder utilizar el lenguaje correctamente, necesitamos hacerlo conscientemente, para poder establecer nuevas conexiones entre neuronas en el cerebro, hasta que lo repitamos tantas veces, que se vuelva inconsciente. En otras palabras, tendremos que formar hábitos nuevos.

Digamos que quieres dejar de comer helado porque consideras que es algo que te ayudaría a perder peso o a conservar tu figura. El primer instinto es decir: «No voy a comer helado». ¿Pero adivina qué? Tu cerebro solo entiende esto: «Voy a comer helado». Y si vas a hacer *tapping* para eliminar el antojo del helado y utilizas la palabra «no» en la frase recordatoria, solamente reforzarás la idea de comer helado. Ahora, imagina todas las veces que te dijiste algo similar en el pasado, como:

No quiero sentirme gordo.

No quiero comer carbohidratos.

No quiero sentirme frustrado cuando no hago ejercicio.

No quiero subir de peso.

Y todos los demás que puedas agregar a la lista.

Esa es la razón por la que primero necesitas saber lo que no quieres, pero, al mismo tiempo, saber lo que realmente deseas obtener. Si no quieres verte gordo, necesitas enfocarte en algo que deseas tener, como una imagen tuya estando delgado. Entiendo que no quieres tener ese peso extra, pero la mayoría del tiempo te estás enfocando y poniendo tu atención en el peso extra que tienes. Ahora encuentra algo que quieras hacer o que puedas decir de una manera positiva para bajar de peso. Tal vez quieras ponerte ese vestido rojo para una fiesta o tal vez ponerte esos jeans que tenías desde hace un par de años y que ya no te quedan o tal vez quieras que otros te digan que has bajado de peso, etcétera.

Para facilitarte el proceso, aquí te hago algunas sugerencias de afirmaciones en forma positiva que puedes usar. También puedes hacer tus propias declaraciones utilizando tus palabras, pero siempre dejando a un lado la palabra «no»:

Quiero sentirme delgado.

Quiero comer sanamente y saber lo que es bueno para mi cuerpo.

Quiero sentirme bien cuando haga ejercicio.

Quiero perder peso.

Me veo muy bien con ese vestido rojo que tengo.

Estoy usando mis viejos jeans y me siento muy bien en ellos.

Amo el ejercicio.

Me encanta escuchar a mis amigos decirme cuánto he bajado de peso.

Me encanta la forma en la que me veo en el espejo.

Me siento bien en mi nuevo cuerpo.

Por ahora, eso es todo lo que necesitas saber sobre declaraciones positivas y cómo piensa el cerebro en imágenes. En los siguientes capítulos te mostraré cómo puedes alcanzar tus sueños utilizando estas afirmaciones.

¿Qué son los antojos?

Pero, ¿qué son los antojos y por qué existen? Existe una creencia de que son producidos por una señal que manda el estómago hacia el cerebro, la cual hace que sientas el antojo. La realidad es que es el cerebro el que manda directamente la señal para que sientas la necesidad de comer algo específicamente.

Pero, ¿por qué manda el cerebro la señal del antojo? La respuesta corta es: por la falta de dopamina. La dopamina es un neurotransmisor que también tiene funciones de hormona (conocidas como neurohormonas). La dopamina es la recompensa del cerebro, es la que hace que este se sienta bien y se sienta motivado, por ende, tú te sientes bien y motivado. Se produce naturalmente en el cerebro y en condiciones óptimas se produce en cantidades suficientes.

Existen sustancias que inhiben la producción de dopamina, entre ellas está el exceso de azúcar, el exceso de alcohol y las drogas (las drogas, aunque no sean en exceso).

A la larga, si la producción de dopamina se ve restringida, el cerebro busca algunas de estas sustancias para regular su secreción. La ciencia ha comprobado que los carbohidratos simples, como las galletas, los dulces, el helado, las papas fritas y más, incrementan la secreción en el cerebro de un aminoácido llamado triptófano, que es uno de los bloques que construyen la serotonina, misma que cuando se libera, hace que nos sintamos calmados, felices y contentos, aunque sea por unos instantes. A estos alimentos se les conoce en Estados Unidos como *comfort food* o «comida que te hace sentir bien». Por eso, a veces resulta difícil, como lo decía el viejo slogan: *A que no puedes comer solo una.*

Como el cerebro encontró dónde obtener estas sustancias fácilmente, manda la señal para que se las des y se sienta bien. **La adicción al alcohol y a las drogas tienen el mismo principio, con la diferencia de que actúan más rápidamente y crean un exceso de producción de dopamina, lo que puede causar dependencia a las sustancias.**

La dopamina también es secretada como recompensa en el cerebro: cuando tienes un triunfo, cuando consigues algo difícil, inclusive cuando el cerebro consigue satisfacer sus antojos. Es por eso que estos son, en muchas ocasiones, difíciles de evitar, aunque conscientemente sepas que no te hace bien lo que comes.

En el aspecto físico no te hace bien comer los antojos, ya que promueven el sobrepeso, pero para el cerebro es necesaria la secreción de estos neurotransmisores, como la dopamina. Así que estás entre la espada y la pared: dejar de ganar peso o sentirte bien. Regularmente va a ganar sentirte bien.

Esta capacidad del cerebro de premiarse a sí mismo es una de las causas más fuertes por las que la gente se ha hecho adicta a los teléfonos celulares o a las redes sociales. Aunque no existen sustancias que generen dopamina como en los alimentos, se ha comprobado que al encontrar información nueva en redes sociales, se produce dopamina en el cerebro. Como si obtuvieras un triunfo cada vez que encuentras nueva información. A la larga se crea una adicción a este exceso de dopamina que te hace sentir bien. Cada vez necesitarás más y más, hasta que sea casi imposible dejar de hacerlo.

Pero, ¿qué puedes hacer para regular tu secreción interna de dopamina? Existen varias opciones al respecto.

Evitar el estrés. Cuando estás en modo de sobrevivencia, la secreción de dopamina disminuye. Cuando el estrés se acumula y siempre pareces estar en modo de sobrevivencia, tu cerebro sufre un desbalance en su producción de las hormonas del bienestar (como la dopamina). Así que entre menos te sientas estresado, mayor será tu secreción de dopamina y menos antojos tendrás.

Respetar las necesidades del sueño. Existen estudios que muestran cómo los niveles de dopamina disminuyen radicalmente cuando la gente no duerme lo suficiente. Otra de las funciones de la dopamina es la de facilitar la concentración, es por esto que cuando no dormiste bien la noche anterior, te cuesta trabajo concentrarte durante el día.

Ejercicio físico. Ayuda a regular los niveles de dopamina. Otra razón de más para que te motives a ejercitarte y así mejorar tu salud física y mental.

Meditar. Se ha comprobado que regula los niveles de dopamina en el cerebro, así como al hacer la Meditación del corazón que te sugiero en este libro.

Comer suficientes proteínas de origen animal y grasas saludables. Promueven la correcta secreción de dopamina. Ahora, imagina aquellas dietas donde suprimen por completo las grasas. ¿Será acaso esa una de las razones por las que te dan más antojos cuando estas a dieta?

Evitar el estrés y la ansiedad son los principales reguladores de la dopamina, *tapping* manda la señal a la amígdala para suprimir las señales de alerta que producen el estrés y la ansiedad. También ha sido una de las herramientas más poderosas y usadas en los últimos años para vencer a los antojos y es por esto que yo, personalmente, lo he usado para ese fin con muchas personas con excelentes resultados.

Secuencia de *tapping* para los antojos

Te pido que pienses en aquello que te encanta comer, sea o no un antojo, pero que sabes que no te lo deberías comer o que deberías de comerlo menos. Ahora imagínate que por una semana no vas a poder darle ni una probada a eso. Siente qué emoción o reacción tiene tu cuerpo cuando lo imaginas. Esa es la sensación con la cual puedes empezar a trabajar.

En el caso de los antojos, la ansiedad es la emoción recurrente.

En esta secuencia utilizaré «esto» en lugar de algo específico como helado, chocolate, tacos, papas, pan dulce, etcétera. Te sugiero que si así lo deseas cambies «esto» por tu antojo específico.

Comienza con tres respiraciones más lentas y profundas que de costumbre. Después, analiza tu cuerpo para poder darle un número a la sensación que estás sintiendo, donde uno es prácticamente sin malestar y 10 es lo máximo que pudieras soportar. En este caso habrá que ponerle un número a la ansiedad que sientes por comerte ese antojo.

Inicia la secuencia de *tapping* eligiendo una de estas dos frases para el punto de karate y repítela tres veces.

❊ ❊ ❊

K	Aunque estoy sintiendo la necesidad de comerme esto (aquí puedes decir lo que es) y me ha costado mucho trabajo en el pasado evitar comérmelo, me quiero, me acepto y me perdono a mí mismo.

K	Aunque tenga este antojo, me quiero, me acepto y me perdono a mí mismo.

RONDA 1	
C	Este antojo
CE	Que estoy experimentando
LO	Creo que necesito comer esto
AO	Me siento mal porque necesito comer esto
AN	Esta ansiedad por comérmelo
AB	Esta ansiedad que me causa este antojo
CL	Sé que no es bueno para mí
ABR	Necesito comerme esto

RONDA 2	
C	Este antojo
CE	Creo que es seguro vivir sin comerme esto
LO	Yo sé que puedo vivir sin comerme esto
AO	Es seguro dejarlo ir
AN	Y evitar comerme esto
AB	Y comer algo saludable en lugar de esto
CL	Y sentirme bien
ABR	Porque sé que es bueno para mí

RONDA 3	
C	Me siento bien
CE	Conmigo mismo
LO	Sé que es seguro dejar de comerme esto
AO	Yo escojo dejarlo ir
AN	Y sentirme muy bien por haberlo logrado
AB	Se siente muy bien
CL	Yo me siento muy bien
ABR	Me siento muy bien

Toma una respiración profunda y revisa si los niveles de sensación son menores a cinco. En caso de que aún sean mayores a cinco, entonces repite la secuencia anterior; si disminuyeron a menos de cinco, entonces pasa a la siguiente secuencia.

✳ ✳ ✳

K	Aunque todavía sienta la necesidad de comerme esto, me quiero, me acepto y me perdono a mí mismo. (Repítelo tres veces).

RONDA 1	
C	Todavía quiero comerme esto
CE	Esto me da ansiedad
LO	Porque quiero comérmelo
AO	Me siento mal porque creo que necesito comerme esto
AN	Esta ansiedad por comérmelo
AB	Me lo quiero comer
CL	Aunque sé que no es bueno para mí
ABR	Esta ansiedad

RONDA 2	
C	Quiero dejar ir esta ansiedad
CE	Y este antojo
LO	Yo sé que puedo vivir sin este antojo
AO	Es seguro dejarlo ir
AN	Yo decido dejarlo ir
AB	Quiero vivir sin este antojo
CL	He tomado la decisión de vivir sin este antojo
ABR	Y quererme por hacerlo

RONDA 3	
C	Me siento bien conmigo mismo
CE	He decidido vivir sin este antojo
LO	Es lo mejor para mí
AO	Yo he escogido dejarlo ir
AN	Y sentirme muy bien por haberlo logrado
AB	Me siento muy bien sin este antojo
CL	Yo me siento muy bien
ABR	¡Me siento muy bien!

Toma una respiración profunda y revisa si los niveles han disminuido o desaparecido; de lo contrario, podrás repetir esta última secuencia hasta que llegues a cero.

Cada pequeño paso que des para vencer los antojos, será un gran paso. Cuando hagas *tapping* para deshacerte de un antojo y veas que realmente funciona, entonces no solo estarás logrando ganarle al antojo, sino que aprenderás qué hacer en el futuro cuando los tengas. Siempre existe la posibilidad de que enfrentes algún tipo de antojo en el futuro o que tengas la necesidad de hacer algo o comer algo que no es bueno para ti. Ahora no solo tendrás las herramientas para resolverlo, sino que también tendrás la experiencia pasada de que realmente sí funcionó. Sabrás que puedes tener éxito en una situación similar, disminuyendo así las posibilidades de crear el hábito no deseado antes de que se forme.

Muchas personas no quieren dejar ir sus antojos; esto es natural. Si tienes antojo de helado, es porque te gusta el helado, así que cuando te digo que te liberes de tu antojo de comer helado, tu primera reacción es de rechazo ya que realmente te gusta y no concibes la idea de vivir sin comer nunca más helado.

Cuando las personas se han liberado de un antojo usando *tapping*, en algunos casos, lo que sucede es que ya no sienten la ansiedad por comerlo. Esto no significa que lo odien o que nunca más volverán a comerlo, sino que, si comen helado, ya no tienen la ansiedad de comer más y más. En otros casos, dependiendo de la causa real del antojo, ya no sienten tanto placer al comerlo, esto porque en realidad no es que les gustara mucho, sino que alguna circunstancia externa detonó el antojo de algo dulce y el helado fue la respuesta.

De cualquier modo, es muy probable que no quieras dejar ir ese antojo, aunque sepas que comer tanto helado no te deja bajar de peso. Pero debes saber que, con excelentes resultados, muchas de la personas que no quieren dejar ir el antojo, empiezan de todas formas a hacer *tapping*. He aquí algunas de la frases recordatorias que te pueden servir:

Aunque no quiero dejar de comer helado, me quiero, me acepto y me perdono a mí mismo.

Aunque no quiero vivir sin comer nunca más chocolates, me quiero, me acepto y me perdono a mí mismo.

Aunque no quiero dejar de premiarme por haber hecho algo bueno, me quiero, me acepto y me perdono a mí mismo.

Aunque me encanta el helado y no quiero dejar de comerlo, me quiero, me acepto y me perdono a mí mismo.

Puedes utilizar estas mismas frases recordatorias en los puntos de *tapping* y hacer tres o más secuencias. Te sorprenderás de lo que puedes lograr si lo haces de este modo.

En algunas ocasiones el antojo está ligado a algún evento o persona del pasado que dejó una marca emocional y que terminó exteriorizándose como un antojo. Es de suma importancia encontrar qué detonó el antojo, si este es el caso. Para ello, te sugiero el siguiente ejercicio.

Haz *tapping* en el Punto del Karate mientras te haces las siguientes preguntas: *¿Si hubiera un evento emocional ligado a este antojo, cuál sería? ¿Si alguna persona de mi pasado estuviera ligada a este antojo, quién sería?*

Si encuentras algún evento o alguna persona ligados a tus antojos, dale un número del uno al 10 a lo que sentiste cuando reconociste esto e inmediatamente haz varias rondas de *tapping* hasta que los niveles sean cero. Hazlo solamente usando la frase recordatoria específica de ese evento, como por ejemplo: «Aunque mi abuela me decía «gorda» de cariño y siempre he querido estar gorda para complacer a mi abuela, me quiero, me acepto y me perdono a mí mismo».

La mayoría de las veces, cuando limpias la carga emocional ligada al antojo, te liberas automáticamente de este.

Es hora de cambiar tus hábitos

También te sorprenderán cuántas cosas haces inconscientemente: hábitos, adicciones, cosas que ni siquiera sabías que hacías. La diferencia ahora es que puedes notarlas y que tienes las herramientas para cambiarlas por lo que realmente quieres.

No hace mucho tiempo vi una charla de TEDx Portland. En la charla, Joe Smith demostraba una forma más inteligente de resolver uno de los problemas más importantes que se tiene hoy en día: la acumulación de basura. Y es increíblemente simple. Él decía que cada vez que estaba en un baño público, en lugar de tomar un montón de toallas de papel, solamente usaba una. Él tenía una técnica específica para esto: después de enjuagarse, sacudía sus manos para quitar el exceso de agua, luego tomaba una sola toalla de papel, la doblaba a la mitad y se secaba con ella. Según Smith, si todos decidieran secarse las manos con solo una hoja, ello ahorraría 250 millones de kilos de papel por año. Eso es equivalente a cinco millones de árboles que no se talarían.

Vi el video y me sorprendió lo fácil que podría ser usar esta simple técnica para ahorrar papel. Decidí probarlo. Para mi sorpresa, funcionó tal y como lo describía Joe en su video: las manos quedaban prácticamente secas con esta técnica, utilizando solo una toalla de papel. A la par, también me sentía bien por estar protegiendo árboles y contribuir con mi pequeño granito de arena a salvar al planeta. Así que cada vez que iba a un baño público, trataba de recordar la charla y me secaba las manos como una persona inteligente, con una sola toalla.

Pero la magia no duró mucho. Al pasar el tiempo me olvidé del video y de la técnica. Volví a mis viejos hábitos de apresurarme a secarme las manos y utilizar un par de toallas en lugar de una sola. Simplemente sucedió espontáneamente; ni siquiera lo noté. No fue hasta que estaba tomando notas para este libro y estaba buscando un ejemplo de cómo usar el *tapping* para cambiar un hábito simple en la vida, que me di cuenta de que había dejado de secarme las manos como una persona inteligente.

Así que decidí darme otra oportunidad, pero esta vez con *tapping*. La primera vez que lo intenté, estaba convencido de que no solo era bueno para mí y para el planeta, pero como lo hice utilizando solamente la fuerza de voluntad, los resultados no duraron mucho tiempo.

Esta vez decidí hacer que las cosas fueran diferentes, decidí cambiar el viejo hábito, no solo por convicción (que por cierto todavía tengo), sino también con *tapping*. Los resultados fueron muy distintos. Primero, no tuve que tratar de recordar tener que usar solo una toalla de papel; la técnica comenzó a ser algo natural y cada vez que lo hacía lo sentía mucho más espontáneo. Comenzó a convertirse en un hábito. Hoy en día todavía recuerdo que cambié el viejo hábito por el nuevo con solo una sesión de *tapping*. Solo una sesión cambió años de haber reforzado un viejo hábito. ¡Solo una sesión!

Tapping es una de las técnicas más efectivas que he conocido para cambiar hábitos, creencias y adicciones y te recomiendo que la pongas en práctica lo antes posible y compruebes sus resultados.

14

La verdad acerca del ejercicio para bajar de peso

Primero que nada quiero decirte que estoy totalmente de acuerdo con los doctores alrededor del mundo que nos dicen que el ejercicio es una de las mejores herramientas que tenemos para vivir saludablemente. Y creo que todos deberíamos de ejercitarnos frecuentemente para vivir mejor.

Dicho esto, quiero decirte también que estoy convencido de que existe una gran diferencia entre hacer ejercicio para vivir saludablemente y hacer ejercicio para bajar de peso. Yo he hecho ambos.

Pongamos a dos sujetos con el mismo peso y la misma estructura corporal en una caminadora para ejercitarse por una hora. El sujeto número uno está haciendo ejercicio para sentirse bien o porque le gusta hacer ejercicio. El sujeto número dos está en la caminadora haciendo ejercicio con el único fin de bajar de peso. El sujeto número uno está teniendo muchos más beneficios que el sujeto número dos, por el simple hecho de hacerlo por gusto.

No importa el tiempo ni la intensidad del ejercicio, pero si lo haces con el único fin de bajar de peso, no obtendrás los mismos beneficios de la persona que lo hace por gusto. No es la concentración o la condición física lo que hace realmente la diferencia, son las emociones.

El sujeto número uno realmente disfruta hacer ejercicio, aun cuando le cuesta trabajo hacerlo. El sujeto número dos hace ejercicio por obligación, con el único objetivo de quemar calorías para bajar de peso. Como su atención y su intención están enfocadas en perder peso, su cerebro manda la señal de alerta y es por esto que experimenta estrés, ansiedad y culpa.

De la misma manera, el sujeto número uno tiene menos posibilidades de sufrir una lesión por ejercitarse, ya que sus emociones —en conjunto con los beneficios propios del ejercicio— estimulan su sistema inmunológico y fortalecen sus articulaciones y músculos.

Como ya lo has aprendido, los efectos negativos que tienen las emociones estresantes detonan la señal de alarma para que entres en modo de sobrevivencia, lo cual hace que el metabolismo se haga más lento y reduzca, entre otras cosas, la actividad de la hormona del crecimiento, la cual es importante para la recuperación muscular después de una sesión de ejercicio por más ligera que esta sea.

Si el cuerpo está en modo de sobrevivencia no puede asimilar y recuperarse de los efectos del ejercicio. Este, por sí mismo, tiene un efecto estresante en el cuerpo, pero es un estrés que en condiciones normales cualquier organismo puede asimilar y adaptar, lo cual resulta en ganancia de condición física o fuerza. Uno de los mecanismos que el cuerpo tiene para asimilar el estrés del ejercicio es la secreción de endorfinas, las cuales son un analgésico natural del cuerpo. Después de 30 minutos de ejercitarte —para la mayoría de las personas— el cuerpo empieza a secretarlas y ayudan a que sientas menos dolor y a que te sientas bien. Es por esto que muchas personas se hacen de alguna forma adictas al ejercicio, porque esta secreción de endorfinas hace que nos cambie el humor y que nos sintamos más felices y llenos de energía.

Ahora, el estrés y la ansiedad que genera el querer bajar de peso son las emociones responsables de que no obtengas todos los beneficios del ejercicio cuando solamente lo haces con el fin de adelgazar. Y existe otro factor: cuando las personas hacen ejercicio con este propósito, es probable que no coman lo suficiente, ya que quieren perder peso. Especialmente no comen nada después de hacer ejercicio para bajar aún más. ¿Te suena familiar?

Cuando te ejercitas, los músculos hacen un esfuerzo mayor que el que hacen en tus actividades diarias. Tu cerebro reconoce esto y manda una señal a las células sanguíneas para reparar las microfracturas en los músculos que se dan como resultado de hacer ejercicios. Para poder repararlas adecuadamente, el cuerpo necesita proteínas, que son el alimento de los músculos; si no tiene estas proteínas a la mano, el músculo se debilita en lugar de fortalecerse y, por consecuencia, el cuerpo no puede recuperarse adecuadamente y esto se manifiesta como cansancio. Esto puede convertirse en un círculo vicioso: no te recuperas adecuadamente, te sientes cansado, por lo que no tienes ánimo de volver a hacer ejercicio y dejas de hacerlo.

Existen muchos conceptos equivocados acerca de la actividad física. Uno de los más comunes actualmente es creer que si compras ese maravilloso aparato de ejercicio que venden en la televisión *en tan solo veinte minutos de ejercicio tres veces a las semana, tendrás ese abdomen plano* de los modelos que lo anuncian. Créeme: yo trabajé por muchos años en el diseño y en la fabricación de aparatos de ejercicio y ningún aparato, por bueno que sea, puede lograr eso que prometen, con tan solo usarlo 20 minutos al día.

Otro de los conceptos más difundidos es que quemas más grasas si haces ejercicio en ayunas. Esto es un concepto equivocado, ya que si no consumes la suficiente proteína para regenerar el microdaño muscular, estarás perdiendo masa muscular en lugar de grasa. Y con cada gramo que pierdes de músculo, en lugar de grasa, tu metabolismo se hace más lento, ya que un kilo de masa muscular quema 14 veces más que un kilo de grasa corporal.

Como lo dije anteriormente, la percepción o el significado que le hayas dado al ejercicio tiene un gran impacto en que puedas o no bajar de peso. Los siguientes son algunos de los **mitos más comunes** que existen sobre el ejercicio relacionado con bajar de peso:

* Si no comes nada después de hacer ejercicio quemarás el exceso de grasa en tu cuerpo.
* Con tan solo 20 minutos de ejercicio, tres veces a la semana, tendrás un abdomen plano.
* El ejercicio solamente sirve para bajar de peso.

✳ Es necesario hacer mucho ejercicio para bajar de peso.

✳ Es mejor hacer ejercicio en la mañana.

✳ Es mejor hacer ejercicio en la noche.

✳ «Si sudo mucho bajo de peso».

✳ «Si hago ejercicio, la grasa se va a hacer dura».

✳ La grasa se puede convertir en músculo.

✳ «Si hago pesas voy a parecer fisicoculturista».

✳ «Si hago abdominales, voy a quemar la grasa del abdomen».

✳ No quemas calorías hasta que llevas 25 minutos de ejercicio aeróbico.

✳ Quemas más grasa si haces ejercicio en ayunas.

✳ Si no te duele el músculo, no lo estás trabajando.

Y déjame decirte cuáles de ellos son falsos: TODOS.

Efectivamente, todos esos mitos son falsos. Y es posible que tú personalmente creas o hayas dado por ciertos varios de ellos. Esa no es tu culpa. Los medios, tus amigas, tus padres y últimamente las redes sociales nos han inundado con información que no siempre es verdadera o no tiene bases científicas que la respalden.

Déjame invitarte a que desarrolles una nueva percepción del ejercicio. Te invito a que lo veas como una herramienta para vivir sanamente, en lugar de algo que «tienes que hacer» para bajar de peso. Y ahora que sabes que mucho de lo que creías acerca del ejercicio es falso, puedes empezar a cambiar tu forma de verlo y comenzar a practicarlo.

Te mostraré algunos de sus beneficios que sí son ciertos y que tienen una base científica. Estos están enfocados en el ejercicio para vivir más saludablemente y no solo para bajar de peso:

* Genera endorfinas, que son el analgésico natural del cuerpo.

* Quema calorías (no siempre de la grasa, por cierto).

* Mejora el estado de ánimo (al practicarlo regularmente).

* Ayuda a regular la presión arterial.

* Fortalece los músculos.

* Fortalece el sistema inmunológico, el cardiovascular y hasta el digestivo.

* Favorece mayor descanso por la noche.

* Aumenta la libido.

* Desintoxica el cuerpo de toxinas.

* Tonifica el cuerpo.

Así es que ahora ya lo sabes, si cambias tu percepción del ejercicio y lo haces para vivir saludablemente y no solo para bajar de peso, más rápidamente perderás kilos. Solamente necesitas empezar a hacerlo desde esta nueva percepción.

¿Fácil, no crees? Desgraciadamente no. Si no te gusta hacer ejercicio o si lo has intentado hacer, pero lo dejaste, muy probablemente tengas conexiones neuronales que te han frenado para empezar a ejercitarte, o que te han saboteado para que dejes de hacerlo.

En principio, tu cerebro reconoce los beneficios del ejercicio; es posible que inclusive te sientas motivado en un inicio para hacerlo: vas y te compras ropa deportiva, unos tenis que te gustan y hasta pagas las mensualidades del gimnasio, pones en Facebook una foto tuya en el gimnasio con la frase «este año si empecé con el pie derecho a hacer ejercicio», tienes 100 «me gusta» y todas tus amigas te ponen frases de aliento y de felicitación; te sientes súper contenta de tu logro.

Pero un día empieza a hacer frío y decides no ir, luego la semana que sigue te desvelas y faltas otro día. Después de dos semanas vuelves a subir otra foto a Facebook y esta vez solo tienes 10 «me gusta» y un solo comentario animándote. Poco a poco vas perdiendo aquella motivación que tenías al principio. Hasta que dejas de ir al gimnasio porque ya no vale la pena pagarlo para un solo día que vas a la semana.

Aunque tu cerebro consciente sepa que el ejercicio es lo mejor para ti, inconscientemente no sabes qué te está frenando y saboteando constantemente para hacerlo. Si te dices a ti mismo «no me gusta el ejercicio», déjame decirte que a tu cuerpo le encanta hacerlo; a quien no le gusta es a tu mente que se autocastiga cuando lo haces.

Para que puedas hacer ejercicio sin que tú solo te estés saboteando constantemente o inclusive para que puedas amar a la actividad física (ya sé que puede sonar demasiado, pero sí es posible), necesitas romper esas conexiones neurológicas que tienes en contra del ejercicio.

El *tapping,* como para muchos otros aspectos, se ha comprobado que funciona extraordinariamente bien para desbloquear a las personas que no hacen ejercicio.

Más adelante te presentaré una secuencia general de *tapping* para empezar a hacer ejercicio. Como en las anteriores, te pido que cambies mis palabras por las tuyas si así lo deseas, para trabajar más específicamente en lo que tú sientes que te está frenando.

Muchas personas son muy duras consigo mismas cuando comienzan a hacer ejercicio: *eres muy débil, todos te están viendo, te ves más gordo que todos ellos, qué caso tiene hacer ejercicio, ni en diez años voy a estar como ella.* Quizá tú seas duro contigo mismo y ni siquiera te has dado cuenta. Y si lo eres, significa que puedes estar bloqueándote a ti mismo de manera inconsciente, lo cual hará que comenzar a hacer ejercicio o seguir haciéndolo por cierto tiempo, sea una batalla sin fin.

Las siguientes son algunas de las causas inconscientes que te pueden estar bloqueando para que hagas ejercicio:

No tengo tiempo.

Me duele.

No quiero.

Me canso mucho.

No tiene sentido.

Ya lo he hecho antes y nunca vi los resultados.

Nunca he hecho ejercicio.

Tarda mucho tiempo en que se me note.

Es más fácil para los hombres hacer ejercicio.

Nunca voy a lograr nada.

Mi cuerpo no nació para hacer ejercicio.

No tengo ropa deportiva.

En esta secuencia utilizaremos una combinación de algunos de estos bloqueos que te puede ayudar para dejar de autosabotearte para hacer ejercicio. Tú puedes usar los que más te hagan sentido o algún otro que surja.

Comienza con tres respiraciones más lentas y profundas que de costumbre. Después, analiza tu cuerpo para poder darle un número a la sensación que estás sintiendo, donde uno es prácticamente sin sensación de malestar y 10 es lo máximo que pudieras soportar. En este caso habrá que ponerle un número a lo que estás sintiendo en estos momentos cuando traes a tu mente la idea de hacer ejercicio. Inmediatamente después comienza con la secuencia de *tapping*.

K	Aunque crea que nunca he visto los resultados de hacer ejercicio, me quiero, me acepto y me perdono a mí mismo. (Repetir tres veces).

RONDA 1	
C	Me cuesta mucho trabajo
CE	Tan solo empezar
LO	A hacer ejercicio
AO	Siento que mi cuerpo no fue hecho para el ejercicio
AN	Nunca me ha funcionado
AB	Con todo el esfuerzo que he hecho
CL	Nunca he bajado de peso por el ejercicio
ABR	Me siento mal de tan solo pensarlo

RONDA 2	
C	Me cuesta mucho trabajo
CE	Porque creo que no tiene caso hacer ejercicio
LO	Me cuesta mucho
AO	Siento que mi cuerpo no fue hecho para el ejercicio
AN	Nunca me ha funcionado
AB	Hacer ejercicio
CL	Nunca he bajado de peso por el ejercicio
ABR	Creo que no tiene caso

RONDA 3	
C	Me cuesta mucho trabajo
CE	Pensar en hacer ejercicio
LO	Es más fácil para los demás
AO	Siento que mi cuerpo no fue hecho para el ejercicio
AN	Nunca me ha funcionado a mí
AB	Me siento mal
CL	Nunca he bajado de peso por el ejercicio
ABR	Me cuesta tanto trabajo hacer ejercicio

RONDA 4	
C	Mi cuerpo no quiere hacer ejercicio
CE	Tan solo empezar
LO	Me cuesta trabajo
AO	Siento que no nací para hacer ejercicio
AN	Y no quiero hacerlo
AB	Porque nunca me ha funcionado
CL	Nunca he bajado de peso por el ejercicio
ABR	Me cuesta tanto trabajo

Toma una respiración profunda y revisa si los niveles de sensación son menores a cinco. En caso de que aún sean mayores a cinco, entonces repite la secuencia anterior. Si son menores que cinco, entonces pasa a la siguiente secuencia. Si surgieron emociones o recuerdos de algún evento en específico relacionado al ejercicio, anótalo y comienza a hacer *tapping* acerca de ello. Este es un buen síntoma de que estás llegando al fondo de por qué no te gusta hacer ejercicio.

✳ ✳ ✳

K	Aunque todavía me siento mal cuando pienso en hacer ejercicio, me quiero, me acepto y me perdono a mí mismo. (Repetir tres veces).

RONDA 1	
C	Aún pienso que me cuesta mucho trabajo
CE	Tan solo empezar
LO	A hacer ejercicio
AO	Quisiera pensar que sí puedo hacer ejercicio
AN	Y que me va a funcionar
AB	Para vivir saludablemente
CL	Y que lo puedo disfrutar
ABR	Y sentirme bien

RONDA 2	
C	Pero me cuesta mucho trabajo
CE	Porque creo que no tiene caso hacer ejercicio
LO	Quisiera cambiar esta creencia
AO	Saber que mi cuerpo fue hecho para el ejercicio
AN	Y que me voy a sentir muy bien
AB	Haciendo ejercicio
CL	Inclusive hasta poder bajar de peso por el ejercicio
ABR	Y sentirme muy bien

RONDA 3	
C	Creer que lo hago sin mucho trabajo
CE	Hago ejercicio
LO	Es más fácil de lo que creía
AO	Me siento muy bien
AN	Me funciona para sentirme muy bien
AB	Yo hago ejercicio fácilmente
CL	Me encanta hacer ejercicio
ABR	Quisiera creer esto

RONDA 4	
C	¿Y si a mi cuerpo sí le gusta hacer ejercicio?
CE	Y yo se lo he negado
LO	Quiero hacer ejercicio
AO	Y demostrarle a mi cuerpo que lo quiero
AN	Yo hago ejercicio
AB	Y me gusta hacer ejercicio
CL	Porque me siento muy bien
ABR	Me siento muy bien

Toma una respiración profunda y revisa si los niveles de angustia o malestar han desparecido; de lo contrario, puedes repetir esta última secuencia hasta que llegues a cero.

Como lo mencioné al principio de la secuencia, hacer *tapping* para que puedas hacer ejercicio es una herramienta poderosa que puedes usar para vivir sanamente. Ahora sí, solamente te falta empezar a hacer ejercicio para vivir más saludablemente, si es que así lo deseas.

15

Perdonarte a ti mismo es el mejor regalo que te puedes dar

El elefante blanco en la habitación es perdonarte a ti mismo por todas las veces que te culpaste por haber subido de peso. Puedes culpar a tus padres, a tus amigos, a tu novio, a tu marido, a la sociedad. Puedes culpar a todos, pero muy en el fondo, sabes que te estás culpando a ti mismo.

Te culpas a ti mismo, por diferentes razones, cuando se trata de haber subido de peso:

* Por permitirte comer toda esa comida chatarra.
* Por no ser consciente de que estabas ganando peso.
* Por dejar que otros te convenzan de comer alimentos poco saludables.
* Por no tener la fuerza de voluntad para resistir la tentación de los alimentos.
* Por no detenerte cuando tenías antojos.

✳ Por dejarte llegar al peso actual sin haber hecho nada.

✳ Porque ganaste de nuevo el peso que habías bajado con tanto esfuerzo.

Y hay muchas razones más que puedes encontrar. Todas ellas tienen algo en común: culpa y resentimiento.

Hasta que te perdones a ti mismo por haber subido de peso, no podrás perderlo de forma efectiva.

Esto puede sonar muy duro, pero es la verdad. Los humanos somos la única especie en el reino animal que nos culpamos a nosotros mismos. De igual manera, somos los únicos animales en el planeta que nos enojamos con nosotros mismos.

Si un león no atrapa a la cebra que perseguía por la sabana, el león no va al primer árbol que encuentra y golpea su cabeza diciéndose: «Soy el peor cazador de África, no atrapé a la cebra y estaba frente a mí. ¿Qué le voy a llevar a mi familia para comer ahora? Soy un perdedor y lo peor del caso es que siempre me pasa, justo cuando casi la tengo, se me escapa». Esto puede sonar ridículo cuando te imaginas al león haciéndolo, pero es exactamente lo que sucede cada vez que te enojas contigo, cada vez que te culpas a ti mismo. Somos los jueces más duros a la hora de juzgarnos a nosotros mismos.

El doctor Bob Rotella, que es uno de los psicólogos más reconocidos en el mundo de los deportes, comenta que para los golfistas el enojo con ellos mismos es absurdo. Ningún golfista dejaría que su *caddie*, que le carga los bastones, le hablara de la forma en la que ellos se hablan en voz alta cuando ejecutan un mal tiro.

Es lo mismo con la culpa. Si le dices a tus amigos o a tu mamá lo que te dices a ti mismo cuando te culpas por un «gran error», ya no serían tus amigos y tu mamá no querría hablar contigo por un tiempo. Somos extremadamente duros con nosotros mismos cuando nos culpamos y lo peor de todo es que no olvidamos fácilmente nuestros errores y no nos perdonamos por ellos fácilmente. ¿Cuándo fue la última vez que te dijiste «me perdono» y lo dijiste en serio?

En la sociedad nos han enseñado que debemos perdonar a los demás, lo cual es grandioso, pero pocos nos enseñan a que nos perdonemos a nosotros mismos. ¿Por qué tendríamos que perdonarnos a nosotros mismos, si nos amamos incondicionalmente? Principalmente, como lo dijo el estudio de Robert Holden, porque no nos queremos incondicionalmente.

Perdonarnos a nosotros mismos es el primer paso para amarnos a nosotros mismos incondicionalmente.

Y esto es la mejor herramienta para vivir sin sobrepeso. Culparte a ti mismo, no olvidar tus errores y sentirte culpable son estados que has experimentado y que incluso puedes estar viviendo ahora mismo. Imagina que te despiertas un día por la mañana, te diriges a la ducha, pero antes de bañarte te miras en el espejo y eres capaz de amarte incondicionalmente. Simplemente te amas sin razón, sin juicios ni culpa.

Es posible que ahora mismo esto sea muy difícil de asimilar, especialmente si tienes sobrepeso. Si estás leyendo este libro, es probable que no te sientas bien cuando te miras al espejo. Pero esto lo vamos a cambiar.

En el momento en el que te amas, tu cuerpo ya no necesitará cargar con ese sobrepeso, ni con la basura emocional del pasado.

Cuando te amas incondicionalmente, tu peso se convierte en lo último que te preocupa, en cambio, te amas tanto que solo quieres alimentar a tu cuerpo amoroso con alimentos que lo nutren y fortalecen. No «tienes» que hacer ejercicio. Quieres hacer ejercicio, de hecho, necesitas hacer ejercicio. No porque uses al ejercicio como herramienta para perder peso, sino porque sientes la necesidad de ejercitarte para obtener beneficios en tu cuerpo, tu cerebro y tu mente.

Te encuentras en una nueva realidad donde tienes el control de tus emociones; controlas la forma en la que reaccionas ante las situaciones externas, tu peso y tu vida. Amas tu cuerpo, tu vida y todo lo que esta te muestra. Ya no sientes la necesidad de comer algo o luchar por vivir haciendo dieta todo el tiempo. Para ti esas imágenes de dieta, luchando con tu peso, esas mañanas en las que te sentías culpable porque no podías salir y hacer ejercicio, serán un vago recuerdo, un recuerdo que ya no sientes real. Lo ves como una película antigua, donde parece que tú ya no estás en la película. Esta nueva realidad que estás viviendo ahora es lo que es real y… se siente tan bien.

Para esto haremos un ejercicio combinado con la Meditación del corazón y *tapping*. Cada una de estas técnicas son extremadamente poderosas por sí solas, pero cuando las usamos en conjunto, su efectividad se multiplica y los resultados que obtendrás son extraordinarios[4].

Meditación del corazón-*Tapping* para perdonarte a ti mismo por haber subido de peso

Comenzamos con tres respiraciones profundas y lentas: cuatro segundos inhalando y cuatro segundos exhalando puede ser un buen parámetro. Ahora pon tu atención en tu corazón y respira desde el corazón, lentamente, profundamente. Toma cinco respiraciones desde el corazón.

Ahora trae un sentimiento de gratitud con Dios, contigo mismo o con alguien que haya hecho algo especial por ti y siéntelo en el corazón mientras sigues respirando desde el corazón.

Cuando te sientas listo, comienza con la secuencia de *tapping*.

K	Aunque me cuesta trabajo perdonarme a mí mismo, me quiero, me acepto y me perdono a mí mismo. (Repetir tres veces).

---

4. Este mismo ejercicio lo puedes encontrar en mi página www.jaimefonte.com, en caso de que quieras hacerlo con los ojos cerrados y sin tener que aprendértelo de memoria.

RONDA 1	
C	Me he culpado de muchas cosas
CE	Me gustaría dejar de culparme
LO	Me gustaría aceptarme
AO	Quiero aceptarme
AN	Pero siento esta culpa
AB	Siento que yo tengo la culpa
CL	De haber ganado peso
ABR	Y no haber hecho nada al respecto

RONDA 2	
C	Esta culpa
CE	Quiero dejarla ir
LO	Quiero perdonarme
AO	Aunque me cueste trabajo
AN	Quiero perdonarme a mí mismo
AB	Dejar ir esta culpa
CL	Que quede en el pasado
ABR	Quiero perdonarme

RONDA 3	
C	Y sentirme bien conmigo mismo
CE	Aunque haya ganado peso
LO	Quiero perdonarme
AO	Decido perdonarme
AN	Por haber ganado peso
AB	Y no haber hecho nada al respecto
CL	No sabía qué hacer
ABR	No tenía los conocimientos necesarios

RONDA 4	
C	No sabía que podía bajar de peso
CE	Ahora sé que puedo bajar de peso
LO	Sin culparme
AO	Sin sufrimiento
AN	Sin volver a ganar el peso
AB	Decido perdonarme
CL	Quiero perdonarme
ABR	Me perdono

RONDA 5	
C	Soy una persona maravillosa
CE	Y me perdono a mí mismo
LO	¡Yo me perdono!
AO	Por haber ganado peso
AN	Por culparme
AB	¡Yo me perdono!
CL	Decido perdonarme
ABR	¡Yo me perdono!

RONDA 6	
C	Me perdono y me acepto como soy
CE	Y decido bajar de peso
LO	Decido perdonarme
AO	¡Yo me perdono!
AN	Soy una persona maravillosa
AB	Decido aceptar a esta persona maravillosa que soy
CL	¡Yo me perdono!
ABR	¡Yo me perdono!

Toma tres respiraciones profundas y lentas y analiza cómo te sientes. Cada persona es diferente, pero te puedo decir que muchas, al terminar estas secuencias del perdón, se sienten aliviadas de un peso que venían cargando por mucho tiempo.

Este ejercicio del perdón también lo puedes utilizar para perdonar a alguien más. En esencia es el mismo, solamente cambia el enfoque hacia la otra persona.

Meditación del corazón-*Tapping* para el perdón

Perdonar a otros, muchas veces parece ser más complejo hacerlo que decirlo, sobre todo porque creemos inconscientemente que si perdonamos a alguien más perderemos poder o que somos más débiles por habernos dejado humillar o ser ofendidos por lo que nos hizo la otra persona. Si a esto le sumamos la carga religiosa y social de que «tienes que» perdonar a los demás, esto se vuelve muy complicado.

Recuerdo que cuando era chico y en la escuela nos hablaban de la Biblia y de las enseñanzas de Cristo, había algo que siempre me llamaba la atención y era que Jesús decía: «Tienes que perdonar a tu hermano setenta veces siete», en otras palabras, siempre. Esto me causaba realmente conflicto, ya que perdonaba a los demás solamente para complacer a Jesús, sin saber realmente porqué los tenía que perdonar. Un día llegué a la conclusión de que Jesús no tenía que perdonar a nadie porque nunca odió a nadie, pero yo no era Jesús.

Años después descubrí que cuando perdonas a alguien, la persona más beneficiada no es la otra, eres tú. Y comprendí que no tiene que ser una obligación, más bien, es una forma de quererte a ti mismo.

Perdonar es quererte a ti mismo más que a la persona que te ofendió.

De ahí encontré una de las frases que más me ha gustado y que es en buena parte uno de los conceptos básicos de mi primer libro *¿Enojarse? ¡Nunca Más!*:

> *El resentimiento es como tomar veneno esperando que la otra persona se muera.*
>
> SAN AGUSTÍN

Y en realidad es cierto; una vez que sabes todo lo que le pasa a tu cuerpo cuando te estresas o cuando sientes resentimiento, sabes que, en realidad, el que se está envenenando eres tú. Dicho esto y convencido de que el mejor regalo que te puedas dar a ti mismo es dejar el resentimiento y quererte como si tu vida dependiera de ello, reconozco también que no es tan fácil como suena.

Hay muchas historias detrás de cada resentimiento; algunas falsas, otras pudieran ser ciertas, pero, en realidad, no es tan fácil perdonar a quien nos hirió. Afortunadamente no estás solo y el *tapping* te puede ayudar a liberarte de la carga del resentimiento para que puedas darte el regalo del perdón. No para que le des a quien te hirió este regalo, sino para que te lo des a ti mismo.

Te pido que lo intentes, que hagas esta secuencia de *tapping* sobre alguien a quien quisieras perdonar, pero que no lo has conseguido todavía. También te recomiendo que sea algo no tan grave, algo que pueda servirte de prueba y, si así lo deseas, conforme vayas avanzando en tu desarrollo personal, puedas regresar a hacer esta secuencia con aquellas personas que te han lastimado más en tu vida.

Si al final, sientes que todavía no has perdonado a esta persona por completo, puedes hacer las secuencias unos días más o intentarlo de nuevo después de algún tiempo. Una cosa te aseguro que obtendrás: ganar paz interior si lo logras y será el resultado de este gran regalo que te has dado a ti mismo.

Es importante que tomes conciencia de lo que sientes por la persona que estás dispuesto a perdonar o por lo menos que estás dispuesto a intentar perdonar y que ubiques la sensación de malestar en tu cuerpo. Imagina porqué estás enojado o resentido con ella, siéntelo en tu cuerpo y dale un número del uno al 10 a lo que estás sintiendo, para que al final de la secuencia puedas darte cuenta de cuánto has avanzado en el perdón.

Comienza con tres respiraciones profundas y lentas, cuatro segundos inhalando y cuatro segundos exhalando. Ahora pon tu atención en tu corazón y respira desde el corazón, lentamente, profundamente. Toma cinco respiraciones desde el corazón.

Ahora trae un sentimiento de gratitud con Dios, contigo mismo o con alguien que haya hecho algo especial por ti y siéntelo en el corazón, mientras sigues respirando desde el corazón.

Ahora imagina que tu corazón se abre y que esto que estás sintiendo le está llegando en estos momentos a esa persona que te hizo algo que te lastimó. (Esto no significa que ya la hayas perdonado, solamente le estás compartiendo este sentimiento de bienestar que tú estás teniendo).

Cuando te sientas listo comienza con la secuencia de *tapping*.

K	Aunque me haya lastimado (puedes poner el nombre de lo que te lastimó y el de la persona que te lo hizo) y no haya podido perdonarlo, me quiero, me acepto y me perdono a mí mismo. (Repetir tres veces).

RONDA 1	
C	Me lastimaron
CE	Me gustaría dejar de culparlo por lo que pasó
LO	Por lo que me hizo
AO	Quiero aceptar a esta persona
AN	Aunque quiera que sufra por lo que me hizo
AB	Siento que tengo razón en estar enojado
CL	Por lo que me hizo
ABR	Y no haber hecho nada al respecto

RONDA 2	
C	Esta culpa
CE	Quiero dejarla ir
LO	Quiero perdonarlo
AO	Aunque aún quiero que sufra por lo que me hizo
AN	Quisiera perdonarlo
AB	Y yo sentirme bien
CL	Que quede en el pasado
ABR	Quiero perdonarlo y sentirme bien

RONDA 3	
C	Sentirme bien conmigo mismo
CE	Por haberlo perdonado
LO	Quiero perdonarlo
AO	Decido perdonarlo
AN	Por lo que me hizo
AB	Ya me da lo mismo que sufra o no
CL	Yo quiero sentirme bien
ABR	Quiero dejar de tomarme ese veneno

RONDA 4	
C	Dentro de mí lo quiero perdonar
CE	Porque quiero quererme a mí mismo
LO	Sin culpar a los demás
AO	Sin yo sufrir
AN	Quiero perdonar
AB	Decido perdonar
CL	Quiero perdonar
ABR	Perdonar

RONDA 5	
C	Quiero sentirme bien
CE	Sin resentimientos
LO	Te quiero perdonar
AO	Lo digo en voz alta
AN	Voy a decir que te perdono, aunque todavía no lo sienta verdadero
AB	Te perdono
CL	Solo por decirlo
ABR	Te perdono

RONDA 6	
C	Me gustaría perdonarte y aceptarte como eres
CE	Imperfecto
LO	Decido perdonarte y aceptarte
AO	Te perdono por ser imperfecto
AN	Decido dejar ir el resentimiento
AB	Decido aceptarte por ser imperfecto
CL	Reconozco que yo también soy imperfecto
ABR	Te perdono por ser imperfecto

RONDA 7	
C	Me gustaría perdonarte y aceptarte imperfecto
CE	Quiero estar en paz
LO	Decido perdonarte para yo sentirme en paz
AO	Decido dejar entrar la paz a mi ser
AN	Decido dejar ir el resentimiento
AB	Me siento en paz
CL	Siento la paz en todo mi ser
ABR	Me siento en paz

Toma tres respiraciones profundas y lentas y analiza cómo te sientes. Vuelve a darle un número del uno al 10 al sentimiento que te genera en estos momentos pensar en esa persona. Respira de nuevo. Ahora, desde el corazón, respira profunda y lentamente por lo menos cinco veces. Mientras respiras desde el corazón, trae un sentimiento de gratitud por la paz que has conseguido hasta ahora; quizá no sea una paz total, pero es paz. Agradece por ella mientras respiras paz desde el corazón. Sigue así, respirando paz desde el corazón hasta que estés listo y regreses al presente en paz.

Este ejercicio es maravilloso y muchas veces, con tan solo una vez que lo hagas, lograrás limpiar los sentimientos negativos y habrás perdonado de una vez por todas a esa persona en específico.

Pero cada situación y cada uno de nosotros somos distintos, por lo que es posible que necesites hacer estos ejercicios un par de veces o hasta que sientas que ya has logrado perdonar y sentirte bien contigo mismo. Lo más importante es dar este primer paso y no dejarlo pasar hasta que llegues a experimentar este maravilloso sentimiento que es el perdón.

No puedo enfatizar lo suficiente decir que el beneficio más grande del perdón no es hacia la otra persona, es hacia ti mismo.

Otro de los beneficios más importantes que obtendrás al perdonar, es que tu ser dejará ir ese peso extra que vienes cargando en tu cuerpo (literal y físicamente) y así podrás bajar de peso más fácilmente. Perdonar es una receta maravillosa para bajar de peso.

Vale la pena intentarlo, ¿no lo crees?

16

Conviértete en el creador de tu destino

Por mucho, la forma más fácil para que puedas alcanzar tus metas, es con la cooperación de tu subconsciente.

DAWSON CHURCH

Si hay congruencia entre lo que tu mente consciente y tu mente inconsciente aceptan como cierto, entonces todo fluirá fácilmente. Esto incluye a tu cuerpo inconsciente. Si tu inconsciente acepta algo como cierto y tu mente consciente no, el subconsciente siempre ganará la batalla.

Si quieres bajar de peso conscientemente y haces dietas y ejercicio para lograrlo, pero tu subconsciente cree que bajar de peso no es bueno para ti (por distintas razones), en algún momento tu subconsciente tomará el control y acabará saboteándote, y sin darte cuenta, habrás dejado de hacer ejercicio y vuelto a tus viejos hábitos alimenticios.

Tu mente y tu subconsciente pueden ser armas poderosas para bajar de peso, si sabes cómo programarlos a tu favor.

El cerebro tiene básicamente cinco tipos diferentes de ondas cerebrales: alfa, beta, theta, delta y gamma. Cada una tiene una función específica en el cerebro y, a la vez, una correlación con estados de conciencia distintos. Existen un par de ellas en las que tu cerebro vive en estado de creación y es ahí donde vas a aprender a estar de manera consciente para que puedas bajar de peso.

Cada tipo de onda cerebral vibra a una velocidad diferente. Esta velocidad es lo que se le conoce como **frecuencia de onda.** Frecuencia de onda son las veces en las que se repite la onda en un tiempo específico. Esta se mide en *hertz* (Hz). No es importante que te aprendas las frecuencias de cada tipo de onda, solamente las mencionaré como referencia. Lo que nos interesa saber es qué funciones tiene cada tipo de onda y cómo usarlas para lograr nuestros objetivos.

Primero están las **ondas beta**, las cuales oscilan entre 14 y 30 Hz. Cuando estamos despiertos, la mayor parte del tiempo estamos en beta, que es donde podemos aprender y concentrarnos en el exterior, es decir, en el mundo que nos rodea. Cuando estamos en beta, estamos atentos a nuestro entorno.

Luego vienen las **ondas alfa**, las cuales oscilan entre 8 y 13,9 Hz. Alfa se correlaciona con el estado de reposo básico. Si cierras los ojos, entrarás en ondas alfa, estarás más relajado que cuando estás en beta.

Luego vienen las llamadas **ondas theta**, las cuales oscilan entre 4 y 7,9 Hz. Theta se relaciona principalmente con el sueño

profundo, mejor conocido como REM. También está relacionado con los estados meditativos. Cuando haces una meditación
profunda estás en theta.

El cuarto tipo son las **ondas delta**. Son las que tienen la frecuencia de onda más baja de todas. La frecuencia de onda de
delta está entre 1 y 3,9 Hz. Están relacionadas con un profundo
estado de reposo, donde no estás soñando, solamente regene-
rando todo tu cuerpo.

Por encima de todas ellas están las **ondas gamma**. Las cuales oscilan entre 30 y 100 Hz, pero normalmente se encuentran
alrededor de 40 Hz. Las ondas gamma solo aparecen cuando
diferentes partes del cerebro se combinan para unirse en una
sola idea. Este es el menos común de todos los estados. Una persona con altos niveles de ondas gamma suele estar asociada a
altos niveles de inteligencia, autocontrol, compasión y un sentimiento de felicidad generalizado.

---

*Los adultos vivimos constantemente en beta, ya que estamos
inmersos en nuestro mundo exterior y en los problemas que
pueden ser reales o imaginarios; aquí es donde se experimenta
el modo de sobrevivencia, el miedo y el estrés.*

Los niños viven la mayoría del tiempo en ondas alfa, aun
y cuando tengan los ojos abiertos; por este motivo, ellos experimentan en una realidad diferente a la que vivimos los
adultos y a veces es difícil para ellos mantener su atención
por un periodo prolongado de tiempo. También es la razón
por la que a veces parecen vivir en un mundo de fantasía,

donde su imaginación viaja más allá de cualquier realidad que creamos posible.

Los adultos vivimos la mayor parte de nuestra vida adulta en beta y eso está bien para este mundo. De hecho, no es recomendable vivir gran parte de tu vida en alfa a menos de que estés dedicado a la contemplación o a la meditación. Beta funciona perfectamente para la mayoría de nuestras actividades, nuestros trabajos, la escuela, hablar con otras personas, ir de compras, etcétera.

Pero eso no significa que los adultos no vivamos en alfa. Entramos ahí cuando no estamos prestando atención al mundo exterior y solamente tenemos nuestra atención en nuestro mundo interior. En otras palabras: cuando solo estamos prestando atención a nuestros pensamientos. Seguramente te ha pasado que de repente te das cuenta de que tienes la mirada perdida, esto es, que estás con los ojos abiertos pero no estás viendo nada realmente.

¿Alguna vez has llegado a tu destino en coche, dándote cuenta de que no recuerdas cómo llegaste allí, por qué calles conducías o cuántas luces rojas encontraste en el camino? Esto es porque estabas en piloto automático, literalmente. Solo estabas poniendo tu atención en tu mundo interno, en otras palabras: en tus pensamientos.

Este estado también está presente cuando estás cocinando, cuando estás bailando, jugando o realizando cualquier actividad en la que sientes que no existe nada más que lo que estás haciendo en ese momento. En esos instantes estás viviendo en alfa.

Ahora bien, cuando estás en piloto automático para el mundo externo, la mente subconsciente se hace cargo de la tarea en cuestión. Y la mayoría de las veces lo harás bien; de hecho, cuando los atletas y músicos rinden al máximo, no están pensando en eso, simplemente están dejando que la mente subconsciente haga el trabajo. Confían en las horas de entrenamiento que han tenido para llegar a ese momento y rendir al máximo. Ellos están haciendo esto en ondas alfa. Algo similar ocurre cuando cocinas o andas en bicicleta, tu mente subconsciente sabe cómo hacer la tarea, sin la necesidad de que la mente consciente se interponga en el camino.

Realizar algunas tareas en alfa está bien, pero este no es el estado cerebral que nos interesa desarrollar para que puedas lograr tus más grandes sueños. Delta y theta son los estados a los que queremos ingresar voluntariamente para ello.

Cuando estamos en delta (cuando dormimos, para la mayoría de nosotros), nuestro cerebro está a cargo de regenerar las células del cuerpo, limpiar los sistemas y hacer crecer nuevas células; esto lo realiza la mente subconsciente por sí sola. Tu mente subconsciente está preparando a tu cuerpo para el día siguiente, mientras que tu mente consciente se fue de vacaciones para no interferir. Si no dormimos la cantidad de tiempo adecuada para que el cerebro complete este proceso, al día siguiente nos sentimos cansados, ya que el proceso de regeneración no se completó adecuadamente.

Pero eso es solo una pequeña parte de lo que hace la mente subconsciente por la noche. La mente subconsciente no solo está preparando el cuerpo, también está preparando la realidad que experimentarás al día siguiente: en dónde pondrás tu atención, qué es lo importante que tienes que hacer, qué tienes que recordar, pero también, qué quieres lograr en tu día.

La mente subconsciente solo puede hacer eso con la información que tiene del día actual, pero principalmente con la que toma en el momento previo a que te quedas dormido por la noche. El momento antes de que te duermas es la parte más importante para que la mente subconsciente prepare tu próximo día. Ese momento, justo antes de dormir, puede ser el más importante de tu vida, ya que dependiendo de tu día, determinará en gran parte tu siguiente día.

Tu mente subconsciente también programará a tu cerebro, a tu cuerpo y a tu percepción de la realidad con base en la información que les está dando conscientemente durante todo el día. Aun así, la mayoría de la información la recaudará con lo que tengas en los últimos momentos en los que todavía estás despierto antes de que te duermas. Es como si fueras al cine a ver una película con un final sorprendente e inesperado; recuerdas lo que sucedió en el transcurso de la película, pero te quedas con muchos más recuerdos del final.

Esta es una de las razones por las que siempre recomiendo que no te vayas a dormir después de ver las noticias o como las llama un amigo: «las malas noticias», ya que te quedarás con la emoción de angustia o preocupación justo antes de dormir. Tu cerebro está programado, como el de todos nosotros, para detectar más fácilmente lo que te causa miedo y preocupación que lo que te hace feliz, ya que, con el fin de sobrevivir, tu cerebro se enfoca más en lo negativo que en lo positivo. Por esto tienes que hacer lo posible para no quedarte con cosas estresantes al final del día, ya que tu cerebro les pondrá mucha más atención que a lo que te hace feliz o lo que te causa paz.

Es tiempo de que atraigas a tu vida lo que realmente quieres

Donde pones tu atención, pones tu energía, y donde pones tu energía está tu intención.

DEEPAK CHOPRA

La **intención**, como la han descrito varios autores, es el estado creativo que tienes cuando estás conectado a Dios conscientemente.

Tu cerebro no reconoce la diferencia entre lo que quieres o lo que no quieres. El cerebro simplemente le presta atención a las cosas en las que estás pensando todo el tiempo, sin preguntarse si es eso en lo que quieres poner tu atención o quieres evitarlo.

Así que, si hasta ahora le has estado poniendo tu atención a toda la comida chatarra que «no» te quieres comer o a la búsqueda de la «dieta perfecta», tu cerebro atraerá más de eso. Más comida chatarra y muchas más dietas a tu vida. Si te sientes culpable por ese pastel que te comiste anoche, entonces tu cerebro pondrá tu atención en la culpa y encontrarás más y más ocasiones para sentirte culpable, porque es eso en lo que te estas estás enfocando.

Déjame contarte una historia sobre cómo comprobé la Ley de la atracción, hace ya algunos años. Necesitaba un auto nuevo, ya que el que tenía se descomponía a cada rato y lo necesitaba para mi trabajo. En aquellos momentos solamente me alcanzaba para un carro usado. Sabía qué modelo de coche quería, en aquel entonces era un VW Golf. Me imaginé conduciendo el automóvil por las calles hacia mi trabajo. También sabía cuánto iba a pagar, de acuerdo a mis ahorros. Sabía que lo quería con aire acondicionado, ya que estaba en la calle buena parte del día. Aparte, también quería que tuviera equipo de sonido. Sabía todo sobre el auto que iba a comprar; lo único de lo que no estaba seguro era de qué color lo quería, pero eso no me importaba realmente, no tenía una marcada preferencia por algún color en específico; lo único que sí sabía es qué no quería que el auto fuera blanco. Así que decidí que sería de cualquier color, pero no blanco.

Luego, a hacer la tarea y visualizarme todos los días como si ya tuviera el carro. Había puesto la intención en marcha y mi atención comenzó a dirigirse al automóvil que quería comprar. Empecé a ver muchos Golf en la calle, muchos más de los que veía antes, algunos de ellos incluso estaban a la venta.

Un día estaba mirando el periódico buscando mi Golf y de repente un anuncio me llamó la atención. Era un Golf con las mismas características que yo quería. Solo tenía la información básica, pero tenía el equipo de sonido, el aire acondicionado y el precio. El precio estaba por encima de lo que podía pagar, pero estaba seguro de que podría negociar con el propietario. Entonces lo llamé. Estaba tan emocionado que arreglé para ver el auto esa misma tarde. Estaba tan convencido de que era el automóvil que quería, que inclusive llevé el cheque conmigo para pagarlo. De camino a verlo, me di cuenta de que no le había preguntado el color del automóvil, pero como no tenía sentimientos fuertes por ningún color, no me importó. Llegué a la casa del propietario, él abrió la puerta y me invitó a entrar a la cochera para ver el automóvil. Me quedé sorprendido en el momento que lo vi. Se veía increíble, incluso mejor que lo que pensaba, pero mi sorpresa no fue por eso, fue por el color del auto. ¿Adivinaste cuál era? Por supuesto, era blanco.

Al concentrarme en lo que no quería, mi cerebro no tuvo otra opción más que poner mi intención en la información que tenía a la mano y que era el único color que tenía en mente. Yo decía: *Cualquier color, menos blanco.* En aquel entonces, yo no sabía, aún, que el cerebro piensa en imágenes y que pasa por alto la palabra «no». Así que atraje exactamente lo que no quería: el color blanco. Por supuesto que desde aquel entonces siempre que hago una lista de lo que quiero, pongo hasta el más pequeño detalle de lo que sí quiero, precisamente para evitar atraer lo que no quiero.

El doctor Wayne W. Dyer tenía una maravillosa manera de describir esto: *Lo que de verdad, de verdad, de verdad quieres, lo recibirás; las malas noticias son que lo que de verdad, de verdad, de verdad no quieres, también lo recibirás.*

Entonces, de alguna manera o de otra, estás atrayendo todo lo que pasa en tu vida, todo lo que deseas, pero también todo lo que no quieres. Eres tú quien está creando tu futuro, ya sea prestando atención a las cosas que deseas o colocando tu atención en las cosas que no quieres.

Si estás poniendo tu energía (recuerda que los pensamientos son energía y las emociones son energía en movimiento) en las cosas que odias sobre ti o en las cosas que odias sobre los demás, la sociedad o el mundo o la política o el clima, entonces tu cerebro buscará replicar esas experiencias en el futuro para que puedas tener las mismas emociones que estás teniendo ahora. Que son las que no quieres.

Si le estás prestando atención a los kilos de más que tienes en tu cuerpo y te sientes culpable, avergonzado o te odias por haberte dejado llegar a este punto, entonces tu cerebro intentará reproducir las mismas emociones en el futuro, y una manera en la que seguramente lo hará es manteniendo o aumentando el peso que tienes. Entonces, cada vez que te enfocas en tu sobrepeso, no estás haciendo nada más que enviarle la señal al cerebro para ganar más peso.

Ahora, imagina todas las veces que estuviste pensando y sintiéndote mal sobre tu peso en la última semana, en el último mes y en el último año. Si pudieras contar todas las veces que hiciste eso, entonces tendrías tu respuesta de por qué las dietas que habías probado en el pasado no funcionaron.

Tú puedes cambiar eso. Es simple, solo pon tu atención en las cosas que deseas y mantén la energía lejos de las cosas que no quieres. ¿Simple no? O quizá no tan simple como se oye. En teoría se ve fácil, pero seguramente lo has intentado antes y no lo es. Para eso tienes este libro en tus manos. Aquí aprenderás la manera más sencilla de ponerlo en práctica.

El primer paso es tomar la decisión de dejar de entretener a los pensamientos que te angustian o estresan y entretener aquellos que sean buenos para ti.

No estoy diciendo con esto que debes cerrar los ojos y esconderte de los problemas o de las dificultades que se presentan en tu vida. Lo que digo es lo contrario. **Debes asumir la responsabilidad de todo lo que sucede en tu vida, pero cuando estás en modo de supervivencia, tu cerebro limita tu capacidad para tomar decisiones.** Su enfoque es solo en la supervivencia y no en la solución de ningún problema.

Digamos que hay un incendio en tu edificio, suena la alarma, escuchas a todos gritar, entonces te sobresaltas tú también, te levantas y buscas la salida de emergencia (que la mayoría de nosotros buscamos hasta que llega la emergencia) y sales corriendo hacia el exterior del edificio. En esos momentos que estás huyendo del incendio, aparezco yo, corriendo a tu lado, y te pido que encuentres una forma fácil de ganar más dinero para que mejores tu situación financiera.

¡Qué te pasa!, ¿no ves la emergencia? Ahorita no puedo pensar en eso, seguramente me dirías (quitando alguna que otra palabra no apta para todo público). ¡Por supuesto, ese no es ni el momento ni el lugar para encontrar una respuesta a tu escenario financiero! Suena absurdo pedirlo en medio de una situación de vida o muerte.

Parece ilógico, pero eso es exactamente lo que sucede la mayoría de las veces que estás estresado y tratando de encontrar respuestas a tus problemas, tu trabajo, tu situación financiera y, por supuesto, a tu sobrepeso. Cuando estás estresado, estás en una situación de correr o pelear y tu cerebro cree que es una realidad de vida o muerte; no es el momento adecuado para resolver problemas. La mayoría de los adultos vive así la mayor parte de su vida.

Para tu cerebro, correr por tu vida en un incendio, es lo mismo que pelear con tu jefe o tu pareja. El cerebro necesita enviar los mismos químicos para reaccionar en ambas situaciones y estos químicos crean la misma reacción en el cuerpo: disminuyen la actividad del sistema digestivo y del sistema reproductivo, casi cerrando por completo la parte del cerebro que está a cargo de tomar decisiones. Es un proceso necesario, porque el cerebro sabe que para poder sobrevivir, debe enfocarse en la tarea que está realizando, necesita tener «atención enfocada» en una sola labor: sobrevivir.

Otra de las respuestas a una situación de peligro es la **atención enfocada**. Si necesitas evacuar el edificio, tu cerebro necesita encontrar rápidamente la salida. Si no tuvieras esa atención enfocada a salir de ahí y estuvieras atento a otras cosas también como qué vestido llevaba la secretaria, o qué está viendo en su computadora tu compañero de trabajo o si el café ya está listo, quizá nunca encontrarías la salida y correrías el peligro de morir en el incendio.

La atención enfocada es extremadamente necesaria en una situación de correr o pelear. Sin este mecanismo, los humanos no hubiéramos sobrevivido todo este tiempo. La diferencia aquí es que el comentario que tu jefe te hizo esta mañana y que te hizo enojar, no es una cuestión de vida o muerte, tampoco la ansiedad que sientes porque te comiste ese pastel es de vida o muerte, pero tu cerebro está enfocado en el peligro y en cómo librarse de él. No puede estar pensando en la solución de las demás dificultades en tu vida.

Cuando dejas de entretener a los pensamientos que no deseas para tu vida, comienzas a poner tu atención en los que sí quieres.

Al principio puedes utilizar el poder de la imaginación. Esto puede parecer un poco infantil, pero créeme, no lo es. De hecho, has estado usando la imaginación en el pasado para imaginar lo que no querías, todo lo malo que te podía haber pasado o todo aquello que pudo haber salido mal. En aquellos momentos no te diste cuenta de que estabas usando la imaginación, pensabas que esos «posibles» problemas si sucederían. Debido al excelente trabajo de tu imaginación, estas posibles situaciones parecen reales, ya que al imaginarlas, llega un sentimiento de miedo o de preocupación y cuando el cerebro detecta una situación relacionada con una emoción fuerte, pone toda su atención en ella.

Pensamiento + emoción = Memoria grabada en el cerebro

Es hora de usar esto a tu favor, pero esta vez con lo que quieres lograr, en lugar de lo que te molesta o te atemoriza.

Hace algunos años la película *El Secreto* fue vista por millones de personas en el mundo causando un fuerte impacto sobre muchas de ellas. Varios espectadores lograron poner en práctica lo que en la película llaman la *Ley de la Atracción*. Algunos con resultados increíbles, otros con buenos resultados, pero una gran parte no logró tener ningún resultado. La Ley de la Atracción, aunque es un nombre nuevo, es una teoría antigua, como lo explicaré más adelante.

Mucha gente que no logró materializar sus sueños se preguntaba por qué la Ley de la Atracción no funcionó para ellos, ya que no pudieron manifestar lo que deseaban y sin embargo, siguieron atrayendo las cosas que no deseaban en su vida. Esta pregunta es recurrente en mis talleres: *¿Por qué yo no pude manifestar mis sueños si hice todo lo que me dijeron?*

Mi respuesta siempre es la misma: *Si las cosas que están apareciendo en tu vida son las que no quieres para ti, es porque todavía estás pensando en lo que no quieres atraer. Si no eres específico sobre lo que quieres y sigues poniendo tu atención y sintiéndote mal por lo que no quieres, eso es exactamente lo que aparecerá en tu vida; estás comprobando que la Ley de la Atracción sí funciona.*

En mis talleres le pido a la audiencia que haga una lista de las cosas que les molestan, lo que los hace enojar o que simplemente no les gusta. Les doy 10 minutos para hacer esta lista. En promedio, las personas llenan una lista de 50 cosas que les molestan. Justo después de que terminan la lista, les pido que hagan otra con las cosas de las que están agradecidos. Les pido que llenen todo lo que se les venga a la mente, no solamente las cosas muy grandes, como la salud, su carro o su familia. Les vuelvo a dar 10 minutos para elaborar su lista de gratitud. El promedio de cosas que la gente apunta en su lista de gratitud es de 15. Cuatro veces menos que lo de la lista de lo que les molesta.

Como lo mencioné anteriormente, dentro de nuestro instinto de sobrevivencia está el programa que hace que sea más fácil notar y poner tu atención en las malas noticias que en las buenas noticias. Este es nuestro **cerebro reptiliano** encontrando todo lo que puede ser un peligro para sobrevivir.

Puede que no seas capaz de cambiar este programa ancestral instalado en tu cerebro en cinco minutos, pero puedes reemplazarlo por uno nuevo, un programa donde pones tu atención y tu intención en las cosas buenas en tu vida, pero sobre todo, en pensamientos que te nutren y que generan emociones que te hacen sentir bien.

«No le pondrías aceite de cocina al motor de tu carro porque sabes que es dañino para este; entonces, ¿por qué comes todo eso que sabes que es malo para tu cuerpo?». He escuchado esta expresión muchas veces durante mi vida. La teoría es simple, pero la realidad es diferente, ya que **la mayor parte del tiempo no eliges lo que comes basándote en el pensamiento, eliges lo**

que comes en función de tus emociones. No le pones aceite de cocina al motor de tu automóvil porque sabes que no es bueno para el carro, pero sobre todo, no se lo pones porque es una acción donde no hay una emoción involucrada en el proceso.

Usualmente, cuando la gente tiene una adicción o cuando simplemente no puede dejar de hacer algo que no es saludable, la mayoría de las veces sabe que es malo, pero no puede dejar de hacerlo. Hay algo dentro de sí mismos que no les permite dejar de hacerlo. Son las emociones que están ligadas a la adicción. Muchas veces estas emociones también están ligadas a algo que inconscientemente perderemos si dejamos de hacerlo. A este proceso inconsciente se le llama **Reverso Psicológico.** Es el mismo del que hablamos en los capítulos de EFT-*Tapping* y aquí hablaremos más ampliamente de él.

El Reverso Psicológico, la clave final para perder peso

Reverso Psicológico es un término acuñado por el doctor Roger Callahan, el creador de EFT, pero originalmente presentado al público por el doctor John Diamond, que explica exactamente por qué no se puede modificar un comportamiento solamente con fuerza de voluntad.

La razón está en el sistema de **energía del cuerpo**. Es la causa real de lo que comúnmente se llama **autosabotaje**. Es la razón por la que, a veces, parecemos ser nuestro peor enemigo y no logramos nuestros objetivos, aun cuando sabemos lo que es bueno o malo para nuestra salud. También es la razón por la cual las personas a menudo intentan en vano ganar más dinero y no lo logran, a pesar de que saben que tienen la capacidad de hacerlo. Antes de que se conociera esta condición, la aparente incapacidad de las personas para progresar en áreas que obviamente eran importantes para ellas, era conocida como «falta de fuerza de voluntad». Lo que significaba que había personas con gran fuerza de voluntad a quienes les iría muy bien en la vida y otras, que seguramente llegaron tarde a la repartición de fuerza de voluntad, a quienes les iría mal en sus vidas.

El Reverso Psicológico es algo que todos experimentamos. Ocurre cuando el sistema de energía en el cuerpo cambia de polaridad y esto ocurre inconscientemente. Normalmente no «sientes» que suceda. Es una inversión de polaridad en el sistema energético de tu cuerpo y es como tener las «baterías invertidas». A menudo toma la forma de lo que los psicólogos llaman «ganancia o pérdida secundaria». Por ejemplo, cuando una persona cree conscientemente que quiere perder peso, está convencida de ello y hace todo lo posible para bajarlo, en la realidad, aunque empiece una dieta o un plan de ejercicios, siempre acaba dejándolos por alguna u otra razón ¿Te suena familiar? La razón de ello es que tiene un «freno» inconsciente. Algo que va a dejar de hacer o algo que va a perder, si baja de peso. Conscientemente no sabe qué es, pero siempre hay algo que la lleva a abandonar la dieta.

Se le llama **ganancia secundaria** porque inconscientemente hay una o varias cosas que ganaría si no baja de peso. También puede ser una **pérdida secundaria**, porque existen creencias en su subconsciente de cosas que perdería si baja de peso. El Reverso Psicológico está presente no solamente cuando quieres bajar de peso, puede ser cualquier otra cosa que no puedes lograr o quitarte, como un hábito o una adicción.

A veces es más fácil entenderlo con una adicción. Pensemos que Carlos fuma 10 cigarros al día. Algunas de las cosas que perdería (pérdidas secundarias) si deja de fumar, son: dejar de convivir con sus amigos cuando fuman; no sentiría ese impulso de energía cuando se fuma el primer cigarro del día, etcétera. Las cosas que ganaría si siguiera fumando podrían ser: quitarse la ansiedad con un cigarro, sentirse seguro cuando esté en una reunión y tenga un cigarro en la mano.

Cada persona tiene sus ganancias o pérdidas secundarias específicas para cada adicción o hábito; afortunadamente, muchas de ellas son parecidas, así que puedes encontrar las tuyas más fácilmente con las experiencias de los demás.

Algunos de los ejemplos más comunes de Reverso Psicológico de personas que quieren bajar de peso son:

Para qué bajo de peso si sé que cuando he perdido peso siempre lo recupero.

Si pierdo peso, tendré que regalar todo mi guardarropa.

Si bajo de peso, los hombres solamente se fijarán en mí por mi físico.

Si bajo de peso, la gente me va a notar en la calle y no me gusta que me vean.

Si bajo de peso, se me va a colgar la piel.

Si bajo de peso, me van a salir arrugas en la piel.

El Reverso Psicológico también está presente en otros aspectos, como cuando «quieres» tener más dinero, pero inconscientemente crees que el dinero es algo sucio o que no es bueno o que las personas que tienen mucho dinero no tienen escrúpulos. Aun cuando hagas 10 veces al día visualizaciones y meditaciones para ser rico y tener mucho dinero, siempre te encontrarás saboteando tus sueños de alguna u otra manera.

Sabes perfectamente que perder peso es algo bueno (en algunos casos es una cuestión médica). El médico te lo ha dicho muchas veces, tus amigos, tus padres, tú mismo, pero aun así, aunque estés de acuerdo con lo que te dicen, no puedes hacerlo.

Uno de mis abuelos tenía enfisema pulmonar y debía respirar a través de una máscara de oxígeno por cierto tiempo durante el día. Cuando nadie lo veía (al menos eso creía) se quitaba la máscara y se fumaba un cigarro. Por supuesto, sabía que el cigarro lo estaba matando y el doctor le había prohibido fumar, pero simplemente no podía dejarlo, su adicción era más grande que la razón.

Por años nos hemos convencido de que no podemos lograr nuestras metas o cambiar nuestros hábitos. Hemos comprado lo que la sociedad, nuestros familiares o los medios nos han hecho creer:

Tienes un mal hábito.

Lo heredaste de tu padre (o madre).

Esto ha permanecido en la familia por generaciones.

Si eres adicto, significa que eres débil.

Ya ni lo intentes, nunca vas a poder.

No tienes fuerza de voluntad.

Por desgracia, este último es el que aporta la carga emocional más grande y desafortunadamente es el que más hemos aceptado como cierto.

La gente llega a pensar: «Soy una persona débil porque no tengo suficiente fuerza de voluntad para dejar de hacer esto o para cambiar mi comportamiento.»

Ahora tenemos dos problemas diferentes: uno es el hecho de que no pudiste cambiar el comportamiento y, segundo, las consecuencias emocionales y físicas de la culpa por sentirte débil y que no posees fuerza de voluntad. Y como nuestro cerebro está acostumbrado a traer pensamientos similares a los que tenemos, en este caso culpa, es probable que se te presenten más situaciones que te hagan sentir culpable.

Quiero que entiendas y creas que, por encima de todo, tú no eres culpable de tus antojos ni de tu sobrepeso. Nadie lo es. Tienes una programación cerebral y nada más. Nosotros, como seres humanos, tenemos que vivir con programas cerebrales para sobrevivir. Este es solo un programa que no está funcionando para lo que deseas lograr. Pero tú no tienes la culpa de ello. No puedo enfatizar lo suficiente este concepto, te pido que lo entiendas y lo vivas. Si todavía te sientes culpable por no bajar de peso, puedes regresar al capítulo acerca del perdón y hacer los ejercicios de *tapping*, hasta que dejes ir esta culpa.

Cuando el Reverso Psicológico está presente, es como estar literalmente nadando contra la corriente o correr cuesta arriba, donde la montaña nunca termina. Toda tu energía se enfoca en el lado opuesto de donde quieres ir o hacia donde se supone que debes ir. Incluso cuando tienes una voluntad fuerte y eres tenaz, la lucha no va a terminar, es parte de tu sistema de energía. Puedes encontrarte avanzando en la dirección que deseas, pero eventualmente, encontrarás que la lucha sigue ahí presente y no te has podido deshacer de ella. Esta es la razón por la que la gente, que encuentra una dieta extraordinaria o un plan de ejercicio que realmente funciona para ellos, logra perder 20 kilos y está muy contenta con los resultados, pero las circunstancias cambian: comienzan a perder la voluntad o el interés y la motivación que tenían y cuando se dan cuenta, ya han pasado seis meses desde la última semana que hicieron ejercicio o desde el último día que comieron saludablemente y pueden notar que el peso que habían perdido ha regresado.

Claro que creen que el motivo de haber ganado peso fue porque habían perdido la motivación, pero esta no es la verdadera razón; creen que si no están motivados, entonces no pueden enfrentar la lucha para bajar de peso. Necesitan motivación para vivir y para luchar contra su peso y la dificultad de hacer ejercicio. Pero la verdad es que la motivación y la fuerza de voluntad no son las razones de fondo. El Reverso Psicológico es el que hace que les cueste trabajo perder peso. Sin el Reverso Psicológico no necesitarían motivación alguna para hacer lo que «saben» que es bueno para ellos, ni les costaría trabajo bajar de peso o hacer alguna actividad física.

No necesitas ninguna motivación para ver una película que te gusta, ni para pasar tiempo con tus amigos o con la persona que amas. No lo necesitas porque ¡no te cuesta trabajo! Estoy seguro de que conoces a alguien que se despierta todos los días y hace ejercicio y hasta le gusta, o conoces a personas que comen bien todo el tiempo y nunca sufren por hacer dietas. ¿Qué hay de las personas que corren maratones o triatlones? Para los que hacen ejercicio todos los días, no hacerlo durante un par de días es un sufrimiento, sienten que están cansados y no se sienten tan bien como los días que sí lo hacen. Claro que tenían que usar la motivación cuando comenzaron a hacer ejercicio, pero ahora sus programas cerebrales han cambiado y ya no tienen Reverso Psicológico. La mayoría de ellos lo logró de la manera difícil: utilizando solamente la fuerza de voluntad y la motivación.

Estás a punto de poder deshacerte de tu Reverso Psicológico en minutos. No en meses o en años, en minutos.

Atravesando la barrera del Reverso Psicológico

El término Reverso Psicológico, como dije antes, fue llevado a la Psicología por Gary Craig, el creador de EFT. Fue él quien hizo los estudios para entenderlo a fondo, pero lo más importante: sus estudios tenían el objetivo de encontrar una manera de romperlo.

No necesitas años de psicoterapia o meses de meditación para romper con el Reverso Psicológico. El doctor Craig descubrió una manera rápida de hacerlo y, por cierto, no solo rápida, sino la más efectiva de todas las que existen: EFT-*Tapping*.

Pero, ¿cómo puedo saber si tengo algún Reverso Psicológico o una ganancia o pérdida secundaria? En primer lugar, si ya has probado varias dietas o has realizado varios programas de ejercicios para perder peso y no has tenido éxito o si perdiste peso, pero lo ganaste nuevamente, entonces es un hecho que tienes ganancias secundarias acerca del peso.

La mayoría de las personas tenemos algún tipo de Reverso Psicológico o muchas ganancias secundarias. Así que las posibilidades de que tú tengas varios son altas. Pero, si tú puedes romperlo, perder peso se convertirá en un proceso más sencillo de lo que jamás habías pensado.

Hay dos preguntas que se utilizan en *tapping* y que tú puedes hacerte para encontrar cuáles son tus reversos psicológicos acerca del peso:

¿Cuáles son los beneficios de mantener mi peso?

¿Cuáles serían las desventajas de perder peso?

Si encuentras tus propias respuestas a estas preguntas, estarás encontrando tus ganancias y pérdidas secundarias. Las que encuentres para la primera pregunta son tus ganancias secundarias, esto es, cuáles son las cosas que todavía ganarías si es que mantienes tu peso, como, por ejemplo: «Podría seguir comiendo como ahora sin tener que preocuparme por la dieta». Las que encuentres para la segunda son tus pérdidas secundarias, esto es, qué cosas perderías si bajas de peso, como, por ejemplo: «Mi ropa no me quedaría y tendría que invertir en un guardarropa nuevo».

Otra forma de encontrarlas es leyendo la lista de algunos de los Reversos Psicológicos más comunes que he encontrado en personas que quieren bajar de peso. Algunos son ganancias, otros son pérdidas. Lo que está en la lista no es lo único que hay, es posible que tú tengas uno diferente, pero como no estoy trabajando contigo en persona y no podemos determinar juntos tus ganancias o pérdidas secundarias, te doy una referencia para que encuentres las que te hagan sentido.

Lee la lista en silencio y hazte consciente de tu cuerpo para encontrar si alguno de ellos detona alguna emoción no grata en ti. Si alguno o varios de ellos te hacen sentido o generan alguna emoción que te moleste, entonces te sugiero que sigas leyendo para que puedas hacer algunas secuencias de *tapping* de cada uno de ellos y romperlo uno por uno.

Reversos Psicológicos:

Los hombres me van a notar si adelgazo.

Me tengo que comer todo lo que está en el plato.

No debo de desperdiciar comida.

Todas las mujeres que son delgadas son creídas.

Alguien está muriendo de hambre en África y yo aquí desperdiciando comida.

Los hombres se enamorarán de mi cuerpo y no de la persona que realmente soy.

Si pierdo peso, seré el centro de atención.

Si pierdo peso, mi piel se va a colgar.

Si pierdo peso, me veré como si estuviera enfermo.

Si pierdo peso, tendré que regalar toda mi ropa y comprar nueva.

Mi madre ya no me amará más, si pierdo peso.

Mi esposo o esposa no me amará, si pierdo peso.

Mi esposo va a estar celoso.

Mis amigos van a estar celosos.

Me convertiré en una persona material si le doy importancia al aspecto físico.

No seré abrazable si estoy flaco.

A mis padres no les agradaré, si soy flaco.

La gente va a creer que he cambiado.

Me volveré vulnerable.

La gente me lastimará.

Como dije antes, esta es solo una lista de algunos de los más comunes que he visto con mis clientes. Esta no es la lista definitiva y lo más probable es que tengas la tuya. No te preocupes si varios de ellos te hacen sentido; personalmente, como dije antes, es mejor estar al tanto de ellos que negarlos o desconocerlos y así trabajar para eliminarlos y limpiar la energía estancada en tu cuerpo para que puedas lograr lo que realmente quieres.

También existe un ejercicio simple que puedes hacer para encontrar tus Reversos Psicológicos. En una hoja de papel quiero que escribas lo que quieres lograr y quiero que seas muy específico al respecto.

Por ejemplo, si lo que quieres lograr es pesar 65 kilos, entonces escribe:

> *Quiero pesar 65 kilos antes de las vacaciones de Semana Santa.* (Esto es lo que quiero, es específico y sin la palabra «no»).

Ponlo en momento presente, como si ya lo estuvieras viviendo. Para esto necesitas cambiar los verbos que representen un deseo, como «quisiera», «me gustaría»…, por un verbo en tiempo presente, como «peso», «vivo», «soy»…, como en este ejemplo:

Peso 65 kilos justo antes de las vacaciones de Semana Santa.

Ahora léela en voz alta varias veces. Escucha a tu voz interior para ver qué te dice, si está de acuerdo o no con esta afirmación. Si tu voz interior está en desacuerdo, entonces la oirás decir cosas como:

Claro que no, no puedo pesar eso.

No me siento segura pesando eso.

Mis amigos me quieren llenita, no esquelética.

¿Qué van a decir de mí?

¿Y si ya no me quieren?

Nunca estaré tan flaca.

Siempre voy a estar llenita.

Nunca estaré delgada.

Pero tendré que dejar de comer postre y me encanta el postre.

Pero no podré comer en las fiestas.

Pero puedo parecer que estoy enferma si acabo estando muy delgada (como mi prima).

Pero tendré que vender toda mi ropa.

Pero otros creerán que soy superficial.

Estos son los «peros» que tienes acerca de pesar 65 kilos. Ahora haz una lista tú, de lo que quieres lograr con todos los que encontraste.

Si al principio te cuesta trabajo encontrar los «peros», sigue buscándolos, vale la pena; una vez que los detectes, bajar de peso será mucho más fácil para ti. Vas a trabajar en ellos uno por uno hasta que los hayas limpiado todos. No apresures el proceso, es mejor limpiarlos todos que dejarlos a medias. Si no eliminas una ganancia secundaria, seguramente en algún tiempo aparecerá de nuevo.

Las creencias limitantes y los Reversos Psicológicos son como la historia del elefante de circo:

Cuando los elefantes son bebés, quienes los adiestran en el circo, atan sus piernas a una cadena; esta, a su vez, la atan a un poste clavado en el piso. El pequeño elefante quiere correr y zafarse de la cadena, pero es demasiado pequeño para hacerlo. Día tras día lo intenta y lo intenta, hasta que eventualmente llega un día en el que simplemente se da por vencido. Su cerebro forma la creencia de que nunca más será capaz de quitarse la cadena. Con el tiempo, el pequeño elefante crece y se vuelve más y más fuerte. El entrenador cambia la cadena por una soga y el elefante no se percata de ello, ni del hecho de que ahora podría romperla fácilmente, pero ya ni siquiera lo intenta. Él todavía tiene la creencia en su cerebro de que esto es imposible. La cadena está solo en su cerebro, no en el mundo real, pero aun así no puede liberarse.

Es lo mismo con las creencias limitantes y los Reversos Psicológicos en los humanos: puede que ya ni siquiera sean reales, pero nuestro cerebro todavía cree que lo son, por lo que no podemos liberarnos de ellos y lograr nuestras metas. Posiblemente fueron reales en cierto momento, pero finalmente dejamos de intentarlo porque creímos que eran totalmente verdaderos, aunque solo existían en nuestra mente, como la cadena.

Tan pronto como nos liberemos de esas creencias,
podremos alcanzar nuestras metas sin sufrimiento.

El fundador de EFT, Gary Craig, afirmaba que el primer paso y el más importante para limpiar un Reverso Psicológico era hacer *tapping* en el Punto del Karate, como lo mencioné anteriormente. Así que vamos a hacerlo de una vez por todas, en este momento. Vamos a romper la barrera del Reverso Psicológico.

El siguiente ejemplo está dirigido a aquellas mujeres que tienen la creencia de que si pierden peso, pueden salir lastimadas. Pero te pido que si ya trabajaste con tus reversos psicológicos en los capítulos anteriores, coloques tus palabras en lugar de las mías, trabajando en tu ganancia secundaria personal.

Comienza, como siempre, dándole un número a la sensación que este pensamiento te produce en estos momentos. Inmediatamente después haz tres respiraciones profundas y lentas, cuatro segundos inhalando y cuatro segundos exhalando. Ahora pon tu atención en tu corazón y respira desde el corazón, lentamente, profundamente. Toma cinco respiraciones lentas desde el corazón.

Cuando te sientas listo, comienza con la secuencia de *tapping*.

K	A pesar de que creo que los hombres me lastimarán si pierdo peso, me quiero, me acepto y me perdono a mí misma. (**Para esta secuencia, repítelo *cuatro veces*).**

RONDA 1	
C	Creo que los hombres me lastimarán si bajo de peso
CE	Esta creencia que tengo
LO	Creo que los hombres me lastimarán si bajo de peso
AO	Es lo que creo que pasará
AN	Si bajo de peso
AB	Creo que los hombres me lastimarán si bajo de peso
CL	Tengo miedo a salir lastimada
ABR	Si bajo de peso

RONDA 2	
C	Creo que los hombres me lastimarán si bajo de peso
CE	Esta creencia que tengo
LO	Que puedo salir lastimada
AO	Estoy segura de que pasará
AN	Si bajo de peso
AB	Creo que los hombres me lastimarán si bajo de peso
CL	Tengo miedo a salir lastimada
ABR	Este miedo

RONDA 3	
C	Me da miedo salir lastimada
CE	Si bajo de peso
LO	Creo que los hombres me lastimarán si bajo de peso
AO	Tengo miedo
AN	A salir lastimada
AB	Este miedo a salir lastimada
CL	Si bajo de peso
ABR	Me da miedo salir lastimada

Toma tres respiraciones profundas y lentas. Ahora vuelve a hacerte consciente de tu cuerpo y de las sensaciones que tienes en este momento. Analiza y dale un número al nivel de malestar que sientes en estos instantes. Si el nivel es igual o menor que cinco, entonces continúa con la secuencia siguiente. Si todavía es mayor a cinco, repite la secuencia anterior, hasta que bajen los niveles de malestar.

✳ ✳ ✳

K	A pesar de que todavía creo, un poco, que los hombres me lastimarán si pierdo peso, me quiero, me acepto y me perdono a mí misma. (Repetir tres veces).

RONDA 1	
C	Sigo creyendo que los hombres me harán daño si bajo de peso
CE	Esta creencia
LO	Esta emoción
AO	Este miedo
AN	Todavía tengo miedo
AB	Todavía puedo creer que los hombres me harán daño si bajo de peso
CL	Esta creencia
ABR	Esta creencia

RONDA 2	
C	Quisiera dejar ir esta creencia
CE	De que los hombres me lastimarán si bajo de peso
LO	Quiero dejar ir esta creencia
AO	Y este miedo
AN	Que todavía puedo tener
AB	Me encantaría dejarla ir
CL	Y creer que si bajo de peso, estaré segura
ABR	Sin salir lastimada

RONDA 3	
C	Yo decido dejar ir esta creencia
CE	De que los hombres me lastimarán si bajo de peso
LO	Decido sentirme segura
AO	Sin miedo
AN	Y bajar de peso
AB	Decido bajar de peso
CL	Y saber que si bajo de peso, estaré segura
ABR	Yo decido sentirme segura

RONDA 4	
C	Me siento segura
CE	Sin miedo
LO	Decido dejar ir esta creencia
AO	Y este miedo
AN	Me siento segura de bajar de peso
AB	Decido bajar de peso
CL	Me siento segura de mí misma
ABR	Me siento segura de mí misma

Toma tres respiraciones profundas y lentas y revisa las sensaciones en tu cuerpo. Hazte consciente de la parte del cuerpo donde tenías la sensación y siente si desapareció el malestar o cambió de lugar. Si aún la sientes, te sugiero que repitas esta secuencia de nuevo.

Haz esta secuencia tantas veces como sea necesario, hasta que al decir en voz alta tu «pero», ya no te cause una emoción estresante o hasta que las SUD's lleguen a cero.

Si algo más te viene a la mente o sientes alguna otra emoción en el cuerpo, durante la secuencia de *tapping*, escríbelo y regresa a trabajar con ello más tarde; es mejor limpiarlo por completo, en vez de bloquearlo y dejarlo sin terminar.

Es posible que cuando hagas *tapping* sobre «tengo miedo a salir lastimada si bajo de peso», te llegue un recuerdo de tu novio que te dejó por alguien más delgada que tú o de tu papá que te decía «gorda» de cariño o del momento en el que perdiste peso y los hombres comenzaron a decirte piropos y te sentías mal porque no estabas acostumbrada y no sabías cómo manejarlo.

Algunos recuerdos pueden estar ocultos porque reprimiste la emoción o te sentiste tan dolida que decidiste esconderlos para no sentirlos más. Los recuerdos pueden estar ocultos, pero la carga emocional sigue viva. Esa carga emocional estancada en tu sistema puede estar causando que no pierdas peso.

La excepción a la regla es cuando la memoria trae una emoción tan fuerte que hace que comiences a llorar o te sientas totalmente abrumado por la emoción. En este caso, sigue tocando los puntos de *tapping*, sin decir nada, hasta que la emoción disminuya. Cuando te sientas más tranquilo, piensa en la emoción nuevamente y dale un número SUD. Luego haz *tapping* de nuevo. Realiza las secuencias tantas veces como creas necesario hacerlas o hasta que las SUD's lleguen a cero.

Si esa emoción se limpia, entonces puedes regresar a la que estabas trabajando en un principio.

Haz esta secuencia de *tapping* para cada uno de tus «peros» que escribiste, cambiando las palabras por las tuyas, específicamente para cada uno de ellos.

Este es un proceso que para algunas personas puede tomar tiempo, pero, créeme, vale la pena. Esta es la puerta para entrar al último paso de tu viaje para perder peso para siempre y vivir la vida que siempre soñaste, y no solamente en cuanto a tu peso, sino también para lograr tus más grandes sueños.

17

Prepárate para el éxito

Todas las personas tienen la capacidad de tener éxito, pero no todas están preparadas para tener éxito.

JAIME FONTE

Creo firmemente que todos nacimos con la capacidad de tener éxito, pero no todos estamos listos en los mismos momentos para recibirlo o aceptarlo. Muchas veces, cuando no tenemos éxito en alguna actividad o cuando no podemos realizar nuestros sueños y se van por la borda, podemos llegar a creer que nosotros no nacimos para tenerlo, como otras personas que sí tienen mucho éxito.

Esto es más común de lo que crees. Muchas personas en estos instantes están sintiendo que jamás tendrán éxito en la vida. Cuando se trata de bajar de peso, esto es todavía más común. ¿Cuántas veces te has dado por vencido haciendo una dieta o has dejado de hacer ejercicio y has sentido el peso de la derrota? Posiblemente no estabas listo para tener éxito y eso hace que te sabotees a ti mismo y fracases en tu compromiso de bajar de peso.

Las buenas noticias son que, aun y cuando sientas que no puedes tener éxito, puedes prepararte para tenerlo, bajando de peso. De hecho, estoy seguro de que sí has tenido éxito anteriormente bajando de peso, por lo menos alguna vez en tu vida, pero los fracasos se quedaron grabados más firmemente en tu subconsciente, que los éxitos.

Te pido que en este momento recuerdes las veces que no pudiste bajar de peso y te sentiste frustrado por ello; quiero que recuerdes vívidamente alguna situación que te haya reforzado esta creencia, como un comentario de alguna persona cercana o una fotografía o la ropa que no te quedó.

Si te vino a la mente alguna situación que recuerdes claramente, te pido que pongas la atención en tu cuerpo y analices cuál es la sensación que esta te causó o te causa en este momento. Una vez que la tengas clara, te invito a que le des un número del uno al 10 para hacer *tapping* en ella. Yo lo llamo *tapping* para prepararte para el éxito.

K	Aunque sienta que no puedo tener éxito (al bajar de peso), me quiero, me acepto y me perdono a mí mismo. (Repetir tres veces).

RONDA 1	
C	Siento que he fracasado al querer bajar de peso
CE	Este fracaso
LO	Siento que he fracasado
AO	Siento que es difícil bajar de peso
AN	Siento que es imposible bajar de peso
AB	Recuerdo que me ha pasado antes
CL	No poder bajar de peso
ABR	Me siento mal

RONDA 2	
C	Siento que he fracasado
CE	Creo que es difícil
LO	Casi imposible
AO	Otros sí pueden y yo no
AN	Siento que no podré bajar de peso
AB	Quisiera creer que no es difícil
CL	Creer que es fácil
ABR	Bajar de peso para mí

RONDA 3	
C	Aunque me vengan a la mente estos recuerdos
CE	Quiero creer que es fácil
LO	Bajar de peso para mí
AO	Que puedo tener éxito
AN	Quiero aceptar el éxito
AB	Yo soy exitoso
CL	Quiero creerlo
ABR	Sí puedo bajar de peso

Toma una respiración profunda y revisa las sensaciones en tu cuerpo. Hazte consciente de la parte del cuerpo donde tenías la sensación y siente si desapareció el malestar o cambió de lugar. Si los niveles son mayores a cinco todavía, repite la secuencia anterior hasta que puedas llegar a cinco o menos.

Una vez que los niveles percibidos son menores a cinco, puedes pasar a la siguiente secuencia.

✳ ✳ ✳

244 | 80% DE TU SOBREPESO ESTÁ EN TU MENTE

K	Aunque todavía crea un poco que no puedo tener éxito (al bajar de peso), me quiero, me acepto y me perdono a mí mismo. (Repetir tres veces).

RONDA 1	
C	Aunque me vengan a la mente estos recuerdos
CE	Quiero creer que es fácil bajar de peso
LO	Aceptar que puedo bajar de peso
AO	Acepto que puedo tener éxito
AN	Quiero aceptar el éxito
AB	Yo soy exitoso
CL	Quiero creerlo
ABR	Y creer que sí puedo bajar de peso

RONDA 2	
C	Sí puedo bajar de peso
CE	Quiero creer que es fácil bajar de peso
LO	Quiero tener éxito
AO	En bajar de peso
AN	Y tener éxito
AB	Yo soy exitoso
CL	Quiero creerlo con todo mi ser
ABR	Creo que sí puedo bajar de peso

RONDA 3	
C	Sí puedo bajar de peso
CE	Es fácil bajar de peso
LO	Tengo éxito al bajar de peso
AO	Yo tengo éxito
AN	Yo soy el éxito
AB	¡Yo soy exitoso!
CL	Lo creo con todo mi ser
ABR	Sí puedo bajar de peso

Toma de nuevo una respiración profunda y revisa las sensaciones en tu cuerpo. Analiza cómo te sientes en estos momentos. Vuelve a darle un número a lo que sientes en estos momentos. Si todavía los niveles percibidos existen, repite la secuencia hasta que lleguen a cero.

Estas secuencias de *tapping* las puedes utilizar para diferentes aspectos de tu vida donde tengas la creencia de que no es fácil para ti tener éxito. Solamente cambia las palabras para la situación que la quieras aplicar. De la misma manera, empieza dándole un número a la sensación que estás experimentando acerca de ese asunto y repite las secuencias las veces que creas necesarias.

Prepararte para el éxito es parte importante de cualquier proceso, especialmente el de bajar de peso. Por lo que te invito a que te prepares para tener éxito y te aseguro que el camino será mucho más sencillo y placentero.

Esa voz en tu cabeza que te dice que no eres suficiente

Sentir que no eres suficientemente bueno para tener pareja, suficientemente bueno para tener ese trabajo, suficientemente buena mamá, etcétera, es una voz que muchos escuchamos, en muchos casos; tenemos años escuchándola y creyendo lo que dice.

Esta voz puede salir a la luz cuando intentas algo nuevo o cuando haz experimentado un fracaso. Esta voz puede hacerse más fuerte cuando vives un evento traumático, como la pérdida de un ser querido, de un trabajo o de una relación fallida.

Algunos de nosotros hemos escuchado esa voz por años, algunos desde la niñez y, aunque muchas de las veces sabemos que no es cierta, es difícil callarla o no hacerle caso. Si en tu caso has escuchado a esta voz por años, date cuenta de que estás empezando el proceso de silenciarla y que es posible que no se calle por completo en una sola sesión. En este caso, te pido que realices la siguiente meditación una o dos veces al día para que puedas tener mejores resultados.

Cualquiera que sea tu situación, vamos a usar una meditación de *tapping* para empezar a silenciarla. Te recomiendo que la leas y la grabes en tu teléfono, para que puedas escucharla con los ojos cerrados. Si lo prefieres, puedes entrar en mi página www.jaimefonte.com, donde viene narrada por mí.

Vamos a utilizar un lenguaje general para esta meditación, es por esto que en caso de que prefieras usar tus propias palabras, te invito a que lo hagas, ya que *tapping* es la terapia del perdón y no hay equivocaciones, siempre estás perdonado, aun antes de practicarla.

Como siempre, te invito a que te hagas consciente de cualquier pensamiento, sentimiento o emoción que sientas y que los uses en tu sesión, ya que entre más específico seas, más efectiva será para ti.

Meditación para silenciar esa voz que te dice que no eres suficiente

Comienza esta sesión enfocándote en lo que está pasando actualmente, especialmente en lo que estés sintiendo (a eso se le conoce «*tapping* de la verdad»). Empieza por reconocer lo que te está molestando o frenando en estos momentos de tu vida, para después pasar a lo que quieres lograr, una vez que hayas limpiado lo que te frena. Hablar con la verdad y sentirte seguro al hacerlo, es una de las cosas más poderosas que puedes hacer en este proceso de silenciar esa voz interna.

Para comenzar, pon tu atención en lo que estás sintiendo, en esa voz que te dice que no eres suficiente. Por ahora, déjala que hable lo más fuerte posible y haz conciencia de cómo te sientes al oírla. En una escala del uno al 10, reconoce qué número estás sintiendo cuando escuchas esa voz.

Ahora, toma tres respiraciones profundas y cuando lo hagas siéntete centrado en tu cuerpo, está presente, aquí y ahora. Comienza con el Punto del Karate y repite después de mí:

K	Aunque esta voz me dice que no soy suficiente y parece ser cierta y me siento muy mal al respecto, me quiero, me acepto y me perdono a mí mismo.
	Aunque sienta que no soy suficiente y escuche esta voz intensamente, me quiero, me acepto y me perdono a mí mismo.
	Aunque sienta que dice la verdad y me duele tanto, me quiero, me acepto y me perdono a mí mismo.

RONDA 1	
C	Esta voz parece tan real
CE	Me dice que no soy suficiente
LO	Que hay algo mal en mí
AO	Me dice que yo soy el problema
AN	Esta dura voz
AB	En mi cabeza
CL	Me dice que no soy suficiente
ABR	Por lo que pasó antes

RONDA 2	
C	Y no sé si tengo esperanza
CE	¿Qué pasaría si realmente no soy suficiente?
LO	Esta voz me dice que no soy suficiente
AO	Me duele mucho
AN	Escuchar esta voz
AB	Esta vieja voz en mi cabeza
CL	Me duele mucho
ABR	Porque la he oído mucho tiempo

RONDA 3	
C	Esta vieja voz
CE	¿Qué tal si es solamente una antigua grabación?
LO	¿Cómo comenzaría esta grabación?
AO	¿Me pregunto dónde la aprendí?
AN	¿Qué tal que no es verdad?
AB	¿Qué tal que nunca lo ha sido?
CL	Y le he creído
ABR	Por tanto tiempo

RONDA 4	
C	Pero quizá es porque la he oído tanto
CE	Es por eso que parece tan real
LO	Quiero pensar que puedo ser suficiente
AO	Me da miedo decirlo
AN	Esta voz ha estado conmigo por tanto tiempo
AB	¿De quién es realmente esta voz?
CL	¿Dónde aprendí este sentimiento?
ABR	¿Dónde comenzó esta voz?

RONDA 5	
C	Esta vieja voz
CE	Le he creído por tanto tiempo
LO	¿Qué tal que no es verdad?
AO	¿Qué pasaría si realmente soy suficiente?
AN	No tengo que oír esta voz
AB	Pero si la oigo, quisiera contestarle
CL	Para silenciarla de una vez por todas
ABR	Escúchame: me has mentido y ya no te voy a escuchar

RONDA 6	
C	Soy suficiente
CE	Creo que soy suficiente
LO	Es tiempo de dejarla ir
AO	Es tiempo de sentirme seguro de mí mismo
AN	Solo yo puedo decidir que soy suficiente
AB	Merezco amor, éxito y felicidad
CL	Merezco vivir mis sueños y ser suficiente
ABR	Soy suficiente

Continúa haciendo *tapping* en los puntos de la secuencia a tu propio paso, ya sin decir nada, con los ojos cerrados. Ahora empieza a escuchar a esa voz que suena en tu cabeza y que te está diciendo que sí puedes ser suficiente: *¡Sí soy suficiente!*

Escúchala y siéntela en tu cuerpo. Date cuenta de qué tan bien se siente en tu cuerpo. Cuando te hayas hecho consciente de esta voz que te dice ¡sí soy suficiente!, toma una respiración profunda y deja de hacer *tapping*. Tómate tu tiempo, hazte consciente de tu cuerpo, del aquí y del ahora y cuando estés listo, puedes abrir los ojos.

18

¡El tiempo de vivir tus sueños es ahora!

*Dale a un hombre un pez y lo habrás alimentado por un día,
enséñale a pescar y lo habrás alimentado de por vida.*

PROVERBIO

No te voy a dar al final de este libro una «dieta mágica» como las que has hecho sin obtener grandes resultados. Si te doy una dieta maravillosa y un «programa de ejercicios mágico», es posible que bajes de peso y te sientas bien al respecto, pero sería igual a lo que has estado haciendo todo este tiempo. ¿Qué sería diferente de lo que todo el mundo te ha estado enseñando acerca de bajar de peso? Lo que he estado haciendo, hasta el momento, y que culminaré en este capítulo, es enseñarte a pescar; enseñarte cómo puedes vivir tu vida con el peso que decidas tener, sin necesidad de vivir a dieta toda tu vida.

Esta lección final, como dije, es la culminación de lo que te he enseñado y de la misma forma, es la más importante de todas. En este capítulo te mostraré no solamente cómo puedes bajar de peso, también, cómo puedes vivir tus sueños más profundos. Utilizaremos todo lo que hemos aprendido y algunas otras cosas.

Donde pones tu atención, pones tu energía.

¿Recuerdas que hablamos de esto cuando mencioné la Ley de la Atracción? A través de los años se le ha conocido con diferentes nombres: Ley de la Manifestación, el Poder de la Intención, el Campo de todas las posibilidades, etcétera. No importa cómo la quieras llamar, la realidad es que existe, es cierta y siempre funciona. **En donde pongas tu atención, tu energía te va a llevar a que veas más de eso, a que se te aparezca más de eso en tu vida.** Deepak Chopra nos dice que *es poner tu intención en el campo de todas las posibilidades.* El doctor Joe Dispenza dice que es *convertir la energía en materia.*

La realidad es que, en lo que te enfocas la mayor parte del tiempo, se multiplicará en tu vida y, si tenías la mayor parte de tu atención en tu sobrepeso, en las emociones de miedo y frustración por no poder bajar de peso, entonces, lo que se te ha manifestado en tu vida es eso: sobrepeso y frustración.

Probablemente, alguna vez antes de leerlo en este libro, escuchaste acerca de la Ley de la Atracción o de la Manifestación de tus sueños, pero quizá nunca oíste hablar del padre de la Ley de la Atracción, Neville Goddard, quien habló de esto hace mucho tiempo, años antes de que la película *El Secreto* le mostrara a millones lo que Neville enseñaba décadas antes. Y él lo enseñó de la manera más simple que te puedas imaginar. Dio cientos de conferencias y escribió decenas libros, todos breves y simples, ya que estaba convencido de que el mensaje debía de ser sencillo.

Te recomiendo ampliamente que leas alguno de los libros de Neville Goddard. Los dos más conocidos y formativos son *El Poder de la Conciencia y Los Sentimientos son el Secreto*. Ambos fueron la base para muchos de los principios de la película *El Secreto*. Son libros cortos y sencillos, pero con principios muy poderosos que te podrán ayudar en tu vida.

Neville Goddard nació en Barbados en 1905. Vivió ahí durante su juventud. Su familia era comerciante. Sus padres tenían una pequeña tienda, pero su situación no era realmente buena. En 1922 su padre decidió irse a vivir a Estados Unidos, buscando el sueño americano. Cuando Neville llegó a Estados Unidos, era joven y tenía el anhelo de ser bailarín.

Se establecieron y empezaron a comercializar algunos productos sin un lugar propio. En esos años, el hermano de Neville pasaba todos los días frente a un edificio, soñando con que su familia lo pudiera comprar para iniciar su negocio como comerciantes, como lo habían hecho por años en Barbados. Cada día que pasaba frente a él, se imaginaba claramente el nombre *Goddard* en la fachada, como si ya estuviera ahí.

Cierto día, un extraño pasó justo a su lado cuando estaba mirando al edificio, el desconocido le preguntó por qué miraba al edificio de esa manera. El hermano de Neville le contó su historia y la de su familia, cómo llegaron a América y el sueño que tenía de que ese inmueble albergara el negocio familiar. Por alguna razón, el extraño se conmovió con la historia y le dijo: *Te voy a prestar el dinero para que compres este edificio, además, te voy a dar términos razonables para que con lo que vayan vendiendo me lo vayan pagando.*

El hermano de Neville aceptó el trato. Su negocio familiar se trasladó al edificio y se convirtió en un verdadero éxito, hasta el punto de que el negocio llegó a valer millones de dólares en unos pocos años. La historia no cuenta a ciencia cierta cómo le pagaron al extraño, ni las razones que este tuvo para ayudar a la familia Goddard, pero yo quiero creer que le pagaron con intereses y hasta lo hicieron socio del negocio, pero eso es solo lo que a mí me gusta imaginar que pasó.

En un principio, según esta historia, la gente creyó que el hermano de Neville fue quien le enseñó cómo manifestar sus sueños, usando el poder de imaginarse las cosas como si ya hubieran pasado o como si fueran ciertas, como lo hizo él con el edificio. Pero no fue así; Neville aprendió todo esto de su maestro, un gurú que conoció en Nueva York, llamado Abdullah.

Neville conoció a Abdullah en 1931, en circunstancias realmente fortuitas cuando asistió a una conferencia de un judío de color, cuyo nombre ni siquiera podía recordar. La conferencia la daba Abdullah, quien se encontraba en la ciudad para dar una plática acerca del cristianismo. Neville había asistido solamente para detener la insistencia de un amigo suyo que quería ir a verlo.

Él platicaba que mientras estaba sentado en el auditorio, esperando que comenzara la conferencia, en la parte posterior del recinto, el orador —Abdullah— a quien Neville jamás había visto en su vida, entró por la puerta, caminó por el pasillo hasta el escenario y las primeras palabras que dijo fueron: *¡Llegas tarde, Neville! ¡Llegas seis meses tarde!*

Después de ese día, Neville estudió con Abdullah siete días a la semana siete años seguidos, y aprendió lo que posteriormente enseñó a millones de personas. Publicó varios libros y dio conferencias sobre diferentes temas. Su tema predominante era mostrar a la audiencia que cada uno de nosotros poseemos el poder de atraer y manifestar todo lo que deseamos realmente en nuestras vidas.

Goddard fue una de las fuentes más grande de inspiración para el doctor Wayne W. Dyer. Sus principios y los del doctor Dyer son la base para explicarte este capítulo final, para que tú, personalmente, los puedas aplicar para bajar de peso así como para lograr cualquiera de tus sueños.

Utilizaremos no solo los principios de Neville. Aplicaremos conjuntamente lo que has venido aprendiendo en este libro hasta ahora. Neville tenía gran sabiduría; mientras vivió no existía el *tapping* o los estudios del HeartMath. Tú eres más afortunado que él, ya que tú sí podrás usar los principios de *tapping* y la Meditación del corazón y ponerlos en práctica en tu vida. Como él decía: *Vamos a hacer esto de manera sencilla, así que te presento los pasos para que empieces a vivir tus sueños:*

1. Define tu objetivo, conoce exactamente lo que deseas. Este es el paso más importante de todos. Si sabes EXACTAMENTE lo que deseas, podrás dirigirte hacia él. Una vez que lo conoces, escríbelo en tiempo presente (como si estuviera pasando ahora mismo).

2. Haz una lista de todos los «peros» que le puedas poner, es decir, todas las ganancias secundarias que tendrías si no consiguieras eso que quieres.

3. Haz EFT-*Tapping* de todas las ganancias secundarias y «peros», hasta que llegues a cero.

4. Construye en tu mente un evento que pudiera existir en tu futuro, una vez que hayas logrado tu sueño.

5. En un estado meditativo, preferentemente después de haber hecho la Meditación del corazón o justo antes de dormir, siente la emoción que sentirías si estuvieras viviendo eso que deseas. Imagínatelo como si lo estuvieras viviendo aquí y ahora, en este preciso instante.

6. Una vez que lo sientas vívidamente, da gracias a Dios o al Universo por lo que estás viviendo, porque es un hecho que ya se cumplió.

7. Déjalo ir.

Así de simple. Esta sencilla receta puede cambiar tu vida por completo si la sigues al pie de la letra. Para ayudarte a comprenderla más profundamente, veamos cada paso a detalle:

Define exactamente lo que quieres

Este es el paso más importante de todos. Puede parecer obvio, pero no lo es.

La gente me dice: «Sé exactamente lo que quiero» pero una vez que profundizamos, llegamos a la conclusión de que, no siempre las personas saben exactamente lo que quieren. Eso sí, casi siempre saben perfectamente lo que no quieren y es aquí donde radica el problema.

Hay una gran, gran, gran diferencia entre «no quiero estar gordo» y «quiero perder 10 kilos».

Lo primero es saber exactamente lo que no queremos. Pero como ya has aprendido, el cerebro pasa por alto la palabra «no», así que cuando dices «no quiero estar gordo», tu cerebro entiende y pone su atención en «quiero estar gordo». Por lo que tu atención, tu energía y tu intención están enfocadas en lo «gordo» que estás. Y todavía te preguntas: «¿Por qué no he podido bajar de peso?».

Si sabes lo que no quieres, entonces estarás poniendo tu imaginación y por lo tanto tu atención en eso y eso es lo que se te va a presentar en tu vida. ¿Recuerdas el carro que compré? Conocía todas las especificaciones que quería, excepto el color; aunque sí sabía qué color no quería: blanco. Y eso fue exactamente lo que obtuve: un coche blanco. No puedo recalcar lo suficientemente importante que es saber lo que realmente quieres.

Trabajando en conjunto con una de mis clientes, que había batallado por años para bajar de peso, llegamos a esta lista de lo que realmente quería. La comparto contigo para que tengas una referencia de los detalles que puedes poner en tu lista de lo que realmente quieres:

Quiero perder 15 kilos y pesar 65 kilos.

Quiero usar el vestido rojo de la tienda departamental, que me encantó, en talla ocho.

Quiero sentirme llena de energía todos los días y hacer ejercicio 30 minutos al día, cinco veces a la semana.

Quiero poder subir fácilmente las escaleras de mi oficina y llegar al último escalón sin agitarme.

Si es medible, mucho mejor

Poner detalles sobre lo que quieres es extremadamente importante para manifestar tus sueños. Al hacerlos medibles, el efecto es aún mayor. Que sean medibles nos ayudará a tener mucho más claro el progreso que tengamos. Y esto es sumamente importante. Parecido a las escalas SUD's que usamos en *tapping;* si las conocemos al principio, sabremos nuestro avance.

Nuestro cerebro puede recrear una mejor imagen de algo que puede medir, de algo concreto.

«Estoy delgada» es una imagen vaga. Tu cerebro tiene innumerables ejemplos de personas delgadas, pero cada una es diferente: una puede pesar 40 kilos, otra 60, otra 50 y esto es como querer pescar una mojarra en un lago, es posible que pesques alguna, pero las posibilidades de que pesques la más grande para ganar el concurso son pocas.

«Peso 65 kilos» es una imagen concreta. Tu cerebro puede recrear una imagen pasada tuya donde pesabas 65 kilos o una nueva, específicamente de cómo te verías pesando 65 kilos. Quizá con un vestido que tenías o con algunos jeans que te quedaban muy bien cuando pesabas eso.

Otro ejemplo, uno de los más comunes, es cuando la gente quiere utilizar la Ley de la Atracción o de la Manifestación para ganar más dinero. El error más común es que las personas hacen su lista y sus meditaciones diciendo cosas como: «Soy rico» o «tengo mucho dinero». Sucede lo mismo que con «quiero estar delgada». El cerebro solo puede hacer una imagen vaga de «soy rico», pero si la gente dice: «Gano 50 mil pesos al mes» o «mi tarjeta de crédito está en ceros», el cerebro puede crear fácilmente una imagen tuya recibiendo tu nómina con 50 mil pesos en el recibo o ver claramente que abres tu estado de cuenta y que el saldo dice cero pesos.

Ponlo en presente, como si estuviera sucediendo ahora mismo

Asúmelo como si estuviera pasando en este mismo instante. Esto es necesario para que realmente te hagas a la idea de que es cierto. Inclusive el mismo Jesús nos dijo cómo hacerlo en unas de sus citas más conocidas: *Por eso les digo que todas las cosas por las que oren y pidan, crean que ya las han recibido, y les serán concedidas.* (Marcos 11:20-25). La clave aquí es la frase «crean que ya las han recibido». Para esto, necesitas ponerlo en tiempo presente ya que, lo único seguro que tienes, es el momento presente.

Aquí está el mismo ejemplo de mi cliente, una vez que trabajamos en ponerlo en tiempo presente.

He perdido 15 kilos y peso 65 kilos.

Estoy usando el vestido rojo de la tienda departamental que me encantó y es talla ocho.

Me siento llena de energía todos los días y hago ejercicio 30 minutos diario, cinco veces a la semana.

Subo fácilmente las escaleras de mi oficina, acabo de llegar al último escalón y me siento de maravilla.

Los cambios son sutiles pero importantes. Cambiamos «quiero perder» por «he perdido», «quiero usar» por «estoy usando», «quiero sentirme llena de energía» por «me siento llena de energía», «quiero poder subir fácilmente las escaleras» por «subo fácilmente las escaleras de mi oficina» y «sin agitarme» por «y me siento de maravilla».

Saber exactamente lo que quieres, hacer una descripción detallada de lo que sí quieres y ponerlo en tiempo presente, son la base para que cumplas tus sueños.

Ahora que sabes realmente qué es lo que quieres, escríbelo. Escribirlo le da un poder muy grande a lo que quieres. Yo lo he visto muchas veces funcionar, casi milagrosamente. Cuando escribes lo que quieres, a tu cerebro se le graba más profundamente eso que realmente quieres. Lo puede visualizar mejor, ya que tu vista lo ve escrito y lo da como si ya estuviera realizado. Para tu cerebro, ver algo escrito significa que es algo concreto, pero, sobre todo, tu cerebro lo da como un hecho que ya existe.

No puedes ver las palabras que todavía no se han escrito, pero sí puedes ver las que ya se escribieron, como las de este libro que estás leyendo. Cuando tu cerebro ve algo escrito, le da el significado de existencia. Eso es lo que realmente quieres lograr, que tu cerebro y todo tu ser crean y sientan que lo que deseas, ya existe.

También puedes hacer un *visión board* o un «cartel de tu visión», que no es más que poner en papel imágenes de lo que quieres lograr para que tu cerebro las vea y las tome como que sí existen. Yo he visto, tanto personalmente como en otros, que lo que pusieron en su «cartel de visión», al cabo de cierto tiempo todo se ha cumplido; en algunos casos de manera por demás escalofriante, ya que consiguieron el carro exacto que pusieron o se ven casi idénticos a la persona que eligieron como referencia de peso.

Además de los «carteles de tu visión», existen muchas técnicas similares como poner imágenes o escritos de lo que quieres lograr en «cajas del tesoro» o en una «caja de alquimista». Si quieres utilizar alguna de ellas, adelante, esta técnica —como te dije— te ayudará a creer más fácilmente que lo que deseas existe y así manifestarlo.

Haz una lista de todas tus ganancias secundarias y elimínalas con EFT-*Tapping*

Todas tus creencias, miedos y limitaciones actuales, son pesos que te anclan a tu nivel de conciencia. Si quieres trascender este nivel de conciencia, debes dejar atrás la imagen actual que tienes de tu ser y cambiarla por la imagen de lo que quieres llegar a ser.

NEVILLE GODDARD

Las ganancias secundarias causan una sensación de frustración o de pesadez, la cual es un indicador de que en realidad estás creando **gravedad** en tu vida. Esta gravedad te mantiene circulando alrededor de lo que no quieres en tu vida. Así es como funciona la gravedad: te está jalando todo el tiempo, creando en ti una sensación de pesadez. Necesitas deshacerte de todos tus Reversos Psicológicos, de tus creencias limitantes y de la gravedad que te generan y de todo aquello que te esté impidiendo creer con todo tu ser para que puedas tener lo que realmente deseas. Recuerda la clave aquí no es solo tener pensamientos positivos; la clave es que lo creas y los sientas en todo tu ser.

No atraes lo que dices, atraes lo que eres.

El doctor Wayne W. Dyer hacía énfasis en este principio en sus programas. Te tienes que convertir en lo que quieres ser, no basta con decir que lo quieres; todo tu ser tiene que sentirlo, tiene que vivirlo tan real que creas que ya eres esa persona. También decía que tienes que contemplarte constantemente rodeado de las condiciones que quieres producir.

Esta es la parte donde muchos fallan: en manifestar lo que quieren, porque, aunque dicen lo que quieren, creen lo opuesto y, no importa cuántos pensamientos positivos tengas en el día, si aún sientes y crees en lo contrario, continuarás atrayendo a tu vida eso que crees, en lugar de lo que quieres.

EFT es una de las formas más fáciles de detener esas creencias limitantes, de la fuerza de gravedad que te alejan de tus sueños. Piénsalo, si no hubiera gravedad en la Tierra, podrías volar.

Es lo mismo con las creencias limitantes, una vez que ya no son parte de ti, entonces puedes imaginarlo, sentirlo, creer que eres eso y entonces tus sueños se manifestarán siempre.

En el capítulo donde hablamos de las ganancias secundarias, te sugerí que hicieras una lista de las que encontraras en ti y que hicieras las secuencias de *tapping* para erradicarlas de tu vida. Si no limpiaste por completo algunas de ellas o —inclusive— si ahora has encontrado otras diferentes, este es el momento de seguir con el proceso de limpiarlas.

Esto no significa que tengas que limpiarlas todas en una sola sesión o en un día, puedes trabajar con diferentes ganancias secundarias cada día. El secreto aquí es seguir haciendo *tapping* para eliminarlas todos los días, incluso si es por tan solo cinco minutos. Créeme, estos cinco minutos de tu vida valen la pena, completamente. Es posible que te distraigas con tu rutina diaria y eventualmente te olvides de limpiarlas, a todos nos ha pasado, pero si logras formar el hábito de hacer por lo menos cinco minutos diarios de *tapping* para las ganancias secundarias, eventualmente esto formará parte de tu ser. Y, cuando hayas limpiado todas, podrás seguir haciendo cinco minutos al día de *tapping* solamente para sentirte bien. Esto es a donde quiero que llegues: a que tengas el hábito de utilizar esta maravillosa técnica para ser más feliz.

Imagina un evento que pudiera existir en tu futuro

Un evento que tiene implícito que lo que quieres ya se realizó, es un arma poderosa para manifestar tus sueños, ya que tu cerebro, tu ser y el universo, dan por hecho que, si está sucediendo lo que tú soñaste, ya existe.

De hecho, todo lo que has soñado y soñarás ya existe de modo energético, solamente falta que encuentres la manera de agarrarlo y hacerlo tuyo. Y eso es lo que estás haciendo en este instante, has encontrado la manera de traer hacia ti tus sueños. Puede ser ir a una reunión, imagínate manejando el auto que solamente pudiste haber comprado con ese nuevo trabajo, verte comprando los pantalones talla cinco que siempre ves en la tienda, etcétera.

Basándome en el ejemplo anterior, te mostraré cómo llegamos a crear un evento en conjunto con mi cliente, un evento que implicara que su sueño ya existiera: «Estoy llegando a la fiesta de navidad con mi vestido rojo, me veo en el espejo de la entrada y veo que me queda muy bien. Al llegar mi hermana me ve y me dice que se me ve súper bien ese vestido. Me siento agradecida y triunfadora».

Este es un evento que da por hecho que ella ya perdió los kilos que quería y que puede ponerse el vestido aquel que soñaba. De igual manera, tú puedes recrear un evento en el futuro que implique que tu sueño ya se hizo realidad.

Esto es lo que vas a hacer: Ya sabes «exactamente» lo que quieres. Ahora quiero que uses el poder de tu imaginación o, como solía decirle Neville, que «uses el poder de Dios».

Digamos que lo que realmente quieres es perder 10 kilos. El evento que vas a imaginar tiene que ser un evento que sucedería después de que ya hayas perdido los 10 kilos. Imagínate que estás en una fiesta, en una boda o simplemente en una cena con alguien que amas (tu pareja o tus amigos), y en este evento ya te imaginas vívidamente sin esos 10 kilos que perdiste. Imagínate vistiendo algo que te gustaría usar estando delgada: un vestido, unos jeans, una falda, cualquier cosa que pienses que se te vería bien.

Ahora, para este evento, es importante imaginar que estás con alguien ya que podrás utilizar los comentarios de esta persona para amplificar el efecto. Si decides hacer de este evento una cena con amigos, te imaginarás a todos ellos sentados contigo. Cuantos más detalles les puedas brindar, más fuerte será la imagen y los sentimientos que puedas experimentar. Imagina a tus amigos usando algo que sepas que tienen (el vestido azul, la camisa blanca con rayas rojas, el collar de perlas que tanto te gusta, etcétera). Después de que hayas imaginado este escenario, imagina que están realmente sorprendidos por los kilos que has perdido.

Imagina vívidamente a cada uno de tus amigos diciéndote lo bien que te ves ahora que has perdido 10 kilos, usando ese vestido o qué tan sorprendidos están de que el libro que estabas leyendo realmente funcionó para ti (esta es muy buena publicidad para mí). Imagina las expresiones que ellos usan para hablar. Imagina el olor de su perfume o loción, el olor del restaurante, el olor del plato que tienes enfrente de ti. Exagera cada detalle que puedas, haz que los colores sean más brillantes que en la realidad. Necesitas usar todos tus sentidos para hacer que la escena sea lo más real posible, ya que, entre más real, más fácilmente podrás tenerla en el futuro.

Ahora que estás inmerso en la escena, «siéntela» con todos tus sentidos y con todo tu cuerpo. Siéntela tan real como puedas, amplifica lo que estás sintiendo y recuérdalo de nuevo: «**Sentirla real**» es el secreto para manifestar tus sueños.

Un error que las personas cometen es solamente imaginarlo y dejan a un lado el hecho de sentirlo. Además, tiene que sentirse natural, tiene que sentirse como si dijeras tu nombre, algo que sabes que es totalmente real. Para esto, antes de llegar a este punto, has limpiado tus creencias limitantes y tus ganancias secundarias, así tendrás menos barreras para sentirlo natural y cuando lo sientas así, entonces no hay otra opción, no hay fracaso, la única opción que existe es manifestarlo y de repente, *voilà,* tus sueños se han hecho realidad, no existe otra opción. ¡La ley siempre funciona!

Entra en un estado meditativo e imagina, pero sobre todo, siente, como si el evento estuviera sucediendo

Este es casi el paso final y es más sencillo de lo que crees. Si practicas alguna técnica de meditación, puedes usarla aquí, o puedes utilizar la Meditación del corazón. También puedes hacer lo que Neville sugería: que lo hicieras una vez que ya estés en tu cama listo para dormir, justo antes de hacerlo. De esta manera tu cerebro se quedará toda la noche con las emociones y los pensamientos de haber conseguido eso que deseas, como lo expliqué anteriormente.

Justo antes de que te levantes por la mañana o instantes antes de que te quedes dormido, tu cerebro está viviendo en ondas theta. Es en esos instantes donde ocurre la creación del día siguiente: en qué vas a poner tu atención, qué es lo realmente importante para ti en ese día, lo que quieres lograr, etcétera.

Por la noche, cuando entres en ondas theta, tu inconsciente preparará tu día siguiente: lo que tienes que hacer, lo que es importante, dónde tienes que poner tu atención, lo que quieres lograr, etcétera. Esto basado en lo que piensas justo antes de dormir. También funciona si lo haces instantes antes de que te levantes de tu cama, cuando aún tienes los ojos cerrados y tu cerebro no ha activado todas sus funciones conscientes por completo.

Por eso te recomendé anteriormente, que no veas las noticias justo antes de dormirte, pero si aún quieres verlas, te sugiero que te des un tiempo después de apagar la televisión para que tu cerebro las deje ir. En cambio, si puedes ver algo cómico o algo que te haga sentir bien, tu siguiente día va a tener otra cara.

En estos tiempos, las redes sociales y el celular, han sustituido lo que era ver las noticias por la noche. Muchas personas lo último que ven antes de dormirse es el celular y un porcentaje grande ve redes sociales, las cuales, dependiendo del tipo de personas que sigas, pueden acabar siendo aún peores noticias que las de la televisión. La recomendación es la misma, si decides ver tu celular justo antes de dormirte, busca que lo último que veas tenga un contenido que te haga sentir bien, tú sabes bien a qué me refiero.

Entiendo que de momento puede parecer difícil dejar de ver el teléfono o las noticias antes de dormirte. Es posible que sientas que ya no estarás al tanto de lo que pasa en el mundo o en tu comunidad si dejas de entrar a Facebook o de ver el noticiero estelar. Si es así, haz el propósito de ver las noticias o tus redes sociales en otro momento del día. No te desconectes por completo, solamente hazte consciente de que prefieres irte a dormir con algo que te nutra y que te haga sentir mejor al día siguiente. Es tu decisión y de nadie más.

También puedes entrar en ondas theta haciendo meditación. Se han realizado muchos estudios a practicantes de meditación que han mostrado que, durante su sesión, muchos de ellos alcanzan a entrar en ondas theta, algunos inclusive entran en ondas delta.

El doctor Joe Dispenza se ha dedicado en sus talleres y cursos (en varios de los cuales he tenido la fortuna de trabajar) a medir la actividad cerebral de los participantes en el momento justo de su meditación. Sus resultados son sorprendentes. La energía generada en el cerebro en el momento de la meditación alcanza límites fuera de lo ordinario. Si tienes oportunidad de asistir a alguno de sus cursos o de leer sus libros, te lo recomiendo ampliamente.

Tanto los resultados de sus estudios de la actividad cerebral, como los testimonios de muchas personas que han logrado manifestar lo que parecía imposible en sus vidas, corroboran de modo científico lo que Neville dijo a mediados del siglo pasado. La lista de lo que los participantes han atraído a sus vidas es interminable; va desde perder peso (como tú lo harás), hasta curarse de enfermedades degenerativas intratables médicamente, pasando por múltiples otros logros como atraer a su pareja perfecta, mejorar su situación financiera notablemente, obtener el trabajo de sus sueños, hacer un viaje deseado o cosas materiales que parecían inalcanzables para ellos…

Desde antes de tiempos de Neville, esta ley siempre ha funcionado, pero solo hasta hace algunos años es que tenemos una comprobación científica de ella, gracias a múltiples investigadores y científicos, de los cuales el doctor Dispenza es uno de los pioneros.

Una vez que entres en estado meditativo o justo antes de dormir o de abrir los ojos por la mañana, toma consciencia de eso que quieres lograr, imagínatelo vívidamente, tan real que lo sientes en tu ser. Siente las emociones o sensaciones que tienes al estar seguro de que en este preciso momento estás viviendo tus sueños. Haz que tu sueño sea tan real, que tu cerebro, tu mente y tu ser, lo crean tan cierto como una parte de tu propio ser.

Agradece como si ya lo tuvieras

Ahora, agradece como si ya lo tuvieras, agradece desde el corazón, aún mejor, agradece con todo tu ser. Al agradecer algo estás dando por hecho que ya sucedió, deja de ser un deseo y se convierte en una realidad.

¿Recuerdas que en el capítulo de la gratitud te mostré sus beneficios y cómo, ser agradecido, atrae más cosas buenas a tu vida, más cosas de las que puedes estar agradecido? Entre más tiempo pases en estado de gratitud, más atraes esas cosas, en este caso, tus sueños.

Tener el estado emocional del agradecimiento significa que el evento ya ha sucedido, que tu sueño ya se ha hecho realidad. La gratitud es el estado final para recibir, para permitir que entre en tu vida aquello que tanto has soñado.

Este paso lo vas a llevar contigo durante el día: Cada vez que recuerdes que vas a bajar de peso, agradece, como si ya tuvieras el peso que quieres. Siéntelo, como si ya pesaras lo que deseas pesar y agradece por ello. La clave aquí, como en todo lo demás, son las emociones. Tienes que sentir la emoción de gratitud realmente en tu ser, siente esa alegría que da la gratitud, siente la paz que esta proporciona, pero sobre todo, siente esa dicha total que solo el agradecimiento te puede dar.

Agradece cada vez que vayas a comer algo, agradece por los beneficios que ese alimento te va a dar, agradece a tu cuerpo por saber distinguir qué te hace bien y qué va a desechar, agradece a las personas que hicieron posible que tú, especialmente tú, puedas comerte eso. Agradece por el simple hecho de que puedes comerlo, disfrutarlo y asimilarlo para crear bienestar y dicha en tu cuerpo y en tu ser.

Agradece porque estás delgado (o como prefieras verte) cuando vas manejando, cuando te estés bañando, inclusive cuando veas a otras personas más delgadas que tú, por ser un ejemplo de lo que quieres lograr. Agradece, porque ya eres delgado, porque finalmente has descubierto el secreto para estar delgado siempre, porque ahora tienes la confianza de que sabes cómo manejar exactamente tu peso y cómo conseguir todo lo que deseas en tu vida.

¡Siéntelo! ¡Dilo en voz alta!, pero sobre todo, ¡vívelo con todo tu ser!

¡Gracias porque por fin estoy delgado!

Paso final: déjalo ir

¿Déjalo ir? Efectivamente, dejarlo ir es el último paso. Este paso es de suma importancia y es necesario para que logres tus sueños de una vez por todas. Dejar ir lo que deseas, lo que sueñas, por lo que has trabajado, no significa que ya no vayas a hacer nada para lograrlo, significa que lo dejas en manos de Dios o del Universo o de una Inteligencia Mayor porque reconoces que esta inteligencia superior sabrá mejor que tú cómo hacerlo realidad.

Al dejarlo ir también quitas de la ecuación la preocupación para que tu sueño se realice rápidamente, lo cual, como ya lo vimos en innumerables ocasiones, provoca ansiedad y estrés y por supuesto todo lo que esto conlleva. Al dejarlo ir podrás ver más claramente lo que puedes hacer para conseguirlo. Dejarlo ir significa que tienes confianza en una inteligencia superior y que estás agradecido porque tu sueño ha dejado de ser solamente un pensamiento y se ha hecho realidad.

Déjalo ir y ponlo en manos de esta inteligencia superior. Confía en que ya no es tu trabajo preocuparte de ello, que hay una Inteligencia Mayor que te ayudará a conseguir lo que deseaste; que existe una inteligencia superior que te guiará por este camino que has elegido para ser feliz, porque esta inteligencia te ama sobre todas las cosas y desea que consigas todo lo que te propongas, porque, lo que más desea, es que tú seas feliz.

En nombre de esta inteligencia superior te deseo que tengas el peso que siempre has soñado, que cumplas todos tus sueños fácilmente, pero sobre todas las cosas, te deseo que seas feliz.

¡Que Dios te bendiga… siempre!

JAIME

Anexo 1
Secuencia de EFT-*Tapping*

Comienza con tres respiraciones más lentas y profundas que de costumbre. Después de las respiraciones, analiza tu cuerpo para poder darle un número a la sensación que estás sintiendo, donde uno es prácticamente sin malestar y 10 es lo máximo que pudieras soportar.

K	Aunque _____ , me acepto, me quiero y me perdono a mí mismo. (Repetir tres veces).

RONDA 1	
C	
CE	
LO	
AO	
AN	
AB	
CL	
ABR	

RONDA 2	
C	
CE	
LO	
AO	
AN	
AB	
CL	
ABR	

RONDA 3	
C	
CE	
LO	
AO	
AN	
AB	
CL	
ABR	

Anexo 2
Puntos de EFT-*Tapping*

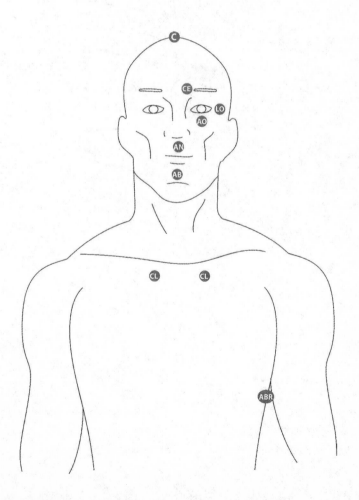

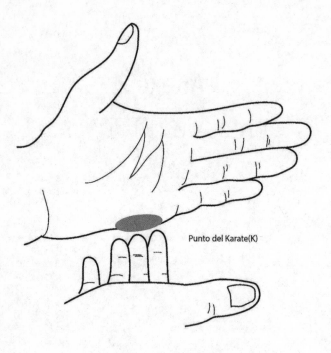

Punto del Karate(K)

Bibliografía

Arntz, William; Chasse, Betsy; Vicente, Mark, (2004). ¿¡Y tú qué sabes!? (documental). Lord of the Winds. Estados Unidos.

Byrne, Rhonda. (2007). *The Secret.* Estados Unidos. TS Production LLC.

Craig, Gary. (2008). *The EFT Manual.* Estados Unidos. Energy Psichology Press.

Childre, Lew; Martin, Howard & Beech, Donna. Institute of HeartMath. (2000). *The Heartmath Solution.* Boulder Creek, California, Estados Unidos. Harperone.

Chopra, Deepak. (1994). *The Seven Spiritual Laws of Success.* Estados Unidos. New World Library.

Church, Dawson, (2013). *EFT For Weight Loss.* Estados Unidos. Energy Psychology Press.

Church, Dawson; Yount, Garret; Brooks, Audrey, (2012). The Effect of Emotional Freedom Techniques on Stress Biochemistry. *Journal of Nervous and Mental Disease, 200,* pp. 891-896.

Cohen, Sheldon; *et al,* (2006). *Positive Emotional Style Predicts Resistance to Illness, after Experimental Exposure to Rhinovi-*

rus or Influenza A Virus. Carnegie Mellon University. Estados Unidos.

Davidji. (2014). *Los Secretos de la Meditación*. Estados Unidos. Espacio Cósmico S.A.

Dispenza, Joe, (2017). *Becoming Supernatural: How Common People Are Doing the Uncommon*. Estados Unidos. Hay House.

Dispenza, Joe, (2014). *You Are the Placebo*. Estados Unidos. Hay House.

Dyer, Wayne.(2005). *The Power of Intention*. Estados Unidos. Hay House.

Emoto, Masaru. (2007). *El Mensaje del Agua*. España. Editorial Tomo.

Fonte, Jaime, (2011). ¿Enojarse? ¡Nunca Más! México. Dharma.

Goddard, Neville. (2012). *The Power of Awareness*. Estados Unidos. Rough Draft Printing.

Holden, Robert. (2013). *Shift Happens*. Estados Unidos. Hay House.

Myrick, D. (1999). El Proyecto de la Bruja de Blair. (DVD). Hollywood. Haxan Films.

Moorjani, Anita. (2013). *Morir para Ser Yo*. Gaia.

Ortner, Jessica. (2015). *The Tapping Solution for Weight Loss & Body Confidence*. Estados Unidos. Hay House.

Rotella, Bob & Cullen, Robert, (2004). *Golf is not a Game of Perfect*. Estados Unidos. Downtown Press.

Rozman, Rozman; McCraty, Rollin; Martin, Howard; Childre, Lew, (2016). *Heart Intelligence*. Boulder Creek, California, Estados Unidos. Waterfront Digital Press.

Shadyac, Tom, (2008). *I am* (documental). Shady Acres Entertainment. Hollywood, CA, Estados Unidos.

Wolpe, Joseph. (1982). *Practice of Behaviour Therapy*. Estados Unidos. Pergamon Press.

Datos de contacto

www.jaimefonte.com
Facebook: @enojarsenuncamas
Twitter: @nevermadagain
Instagram: jaimefonte

Notas y listados

_____
_____
_____
_____
_____
_____
_____
_____
_____
_____
_____
_____
_____
_____
_____
_____
_____
_____
_____
_____
_____

ECOSISTEMA DIGITAL

NUESTRO PUNTO DE ENCUENTRO

www.edicionesurano.com

2 AMABOOK
Disfruta de tu rincón de lectura
y accede a todas nuestras **novedades**
en modo compra.
www.amabook.com

3 SUSCRIBOOKS
El límite lo pones tú,
lectura sin freno,
en modo suscripción.
www.suscribooks.com

DISFRUTA DE 1 MES
DE LECTURA GRATIS

1 REDES SOCIALES:
Amplio abanico
de redes para que
participes activamente.

4 APPS Y DESCARGAS
Apps que te
permitirán leer e
interactuar con
otros lectores.

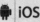